患者さん・家族からの質問に
自信を持って答える

認知症の
診断・治療・対応・予防
Q&A

著
田平　武
順天堂大学大学院医学研究科 客員教授

朝田　隆
メモリークリニックお茶の水 院長

謹 告

本書に記載されている事項に関しては，発行時点における最新の情報に基づき，正確を期するよう，著者・出版社は最善の努力を払っております．しかし，医学・医療は日進月歩であり，記載された内容が正確かつ完全であると保証するものではありません．したがって，実際，診断・治療等を行うにあたっては，読者ご自身で細心の注意を払われるようお願いいたします．
本書に記載されている事項が，その後の医学・医療の進歩により本書発行後に変更された場合，その診断法・治療法・医薬品・検査法・疾患への適応等による不測の事故に対して，著者ならびに出版社は，その責を負いかねますのでご了承下さい．

序　文

　認知症の新規治療薬の開発は治験失敗が続き，新薬の登場は近々には難しそうだと言われます。それだけに治療法は今のままでしばらく続くと思われます。だからこそ現在の治療手技，また患者さん・ご家族に対する対応法には大きなスキルアップが求められます。

　認知症の診断・治療に関するガイドラインは学会によりまとめられており，関連する教科書も巷に溢れています。ところが臨床の場で，患者さんやご家族からふと出される質問には意外なほど答えられない経験をしてきました。本書で扱ったテーマがまさにそのような質問です。筆者ら2人は以前から，こうした質問を整理してＱ＆Ａ形式で回答を作ると役立つのではないかと話し合ってきました。そこで実際に書いたテキストを周囲の医師に読んでもらうと，「実践に即した知識が身につく！」と思いのほか好評でした。その理由は，目の前の患者さん・ご家族を意識して，素朴な問いへの含み豊かな答えになっていることのようでした。

　そこで本書では，認知症の「Ⅰ．診断」「Ⅱ．治療と対応」「Ⅲ．予防」という3つのカテゴリーに分けてお答えする形式をとりました。これらへのエビデンスをわかりやすく述べ，人々が関心を寄せる予防にも多くの質問と答えを用意しました。この答えは，かかりつけ医の先生，これから専門医を目指す若手の医師，そして認知症看護認定看護師や介護関係の方々の実践にすぐ役立つ，まとまった情報になるよう努めました。イラストもたくさん取り入れ，メディアの方や一般の方にもわかりやすい内容になっています。認知症に関わる方々に広くお読み頂き，現場でお役に立てて頂ければ，筆者としてこれに勝る喜びはありません。

2019年（令和元年）5月吉日　　　　　　　　　　　　　　　　　著　者

目次

I章 ◉ 診断編

Q01 「認知症」と「アルツハイマー病」はどう違うのですか? ... 2

Q02 母の物忘れが強くなり同じことを何度も繰り返し言うようになりました。身近で受診できる**認知症の専門医の先生はどうしたらわかる**でしょうか? ... 4

Q03 歳のせいで起こる物忘れと,認知症の初期症状としての物忘れの違いは何ですか? ... 8

Q04 会社の上司や大切な顧客との話の一部がポコッと消えてしまいます。これは**認知症の初期症状**でしょうか? ... 11

Q05 **うつ病でも物忘れが起こる**と言いますが,認知症との違いは何ですか? また,うつ病から始まる認知症があると聞きますが,どんな認知症ですか? ... 13

Q06 アルツハイマー病では振り向き反応がよくみられると言いますが,**振り向き反応とは何ですか?** またアルツハイマー病には他にどんな特徴がありますか? ... 16

Q07 **軽度認知障害(MCI)と認知症はどう違う**のですか? ... 19

Q08 最近**血液で初期のアルツハイマー病がわかる方法**があると聞きましたが,どのような方法ですか? ... 22

Q09 認知症専門医を受診し**MMSE**が22点,**HDS-R**が20点,**ADAS**が15点と言われましたがどういう意味でしょうか? 各点数から**認知症のおおよそのレベルを知る基準**を教えて下さい。 ... 25

Q10 MRI画像が撮られ,**VSRADが2.8で海馬がかなり萎縮している**と言われました。これはどういう意味でしょうか? 海馬の機能も教えて下さい。 ... 28

Q11 脳シンチグラフィー検査が行われ,血流低下のパターンからアルツハイマー病にほぼ間違いないと言われました。**どういう部位の血流低下があるとアルツハイマー病と診断される**のでしょうか? ... 32

Q12 両親ともに75歳前後にアルツハイマー病になり,80代で亡くなりました。**アルツハイマー病は遺伝する**のでしょうか? ... 35

Q13 この頃歩きにくくなり,トイレも近く尿が漏れるようになり,物忘れも出てきました。MRIで脳室が拡大しており,**正常圧水頭症ではないかと言われました。これはどんな病気ですか?** ... 38

Q14 30代から便秘に悩まされ，55歳頃から動作が鈍くなり歩きにくくなってきて，物忘れも出てきました。専門医に診てもらったところ**レビー小体型認知症と診断されました**。これはどんな病気でしょうか? *41*

Q15 父は**大酒飲み**で毎日5合くらいの日本酒を飲み続けています。65歳頃から物忘れが顕著になり，**新しい記憶が成立せず，そのせいか嘘をつくようになりました**。これは認知症でしょうか? *44*

Q16 血管性認知症はまだら呆けと言いますが，これはどういう意味でしょうか? **アルツハイマー病と血管性認知症との違い**を教えて下さい。 *47*

Q17 父は「そこのスプーンとって」と言ってもスプーンの意味がわからないらしく，きょとんとしており，**意味性認知症と診断されました**。これはどんな病気でしょうか? *50*

Q18 父は箸を逆さまに持ったり，いろいろな動作がぎこちなくなってきました。専門医に診てもらったところ，**大脳皮質基底核変性症と診断されました**。これはどんな病気でしょうか? *53*

Q19 夫は最近よく転ぶようになり，軽い物忘れも出てきました。専門医に診てもらったところ**進行性核上性麻痺と診断されました**。これはどんな病気でしょうか? *56*

Q20 旅行中に突然姉がちんぷんかんぷんなことを言い出し，受け答えがおかしくなりましたが，2～3時間で普通に戻りました。姉はその間のことをまったく覚えていません。専門医を受診し**一過性全健忘と言われました**。これはどんな病気でしょうか? *58*

Q21 父は認知症の治療を受けていますが，てんかんも合併しているとのことで，てんかんの治療薬も処方されました。父には意識をなくして全身が痙攣するような発作はありません。**認知症のてんかんの症状の特徴と治療薬**を教えて下さい。 *61*

II章 ⦿ 治療と対応編

Q01 認知症を治す方法はありますか？ 軽度認知障害(MCI)の段階で処方できる薬はありますか？ … 66

Q02 アルツハイマー病の治療薬の使い分けはどうなっていますか？ … 68

Q03 母はアルツハイマー病と診断され，パッチ薬が処方されました。はじめはよかったのですが，サイズが大きくなると赤い斑点ができて痒がるようになりました。パッチを貼った痕が胸や背中にたくさん残っており，かわいそうな気がしますが，続ける意味はありますか？ … 72

Q04 母が認知症になり，ついに来るべきものが来たという気がしています。これから長い付き合いになると覚悟していますが，認知症の人に対する介護者の基本的な接し方を教えて下さい。 … 75

Q05 認知症の母は同じことを何度も何度も聞きます。はじめは優しく対応していたのですが，さすがに私もイライラして"キレて"しまいます。どう対応したらよいですか？ … 78

Q06 母がアルツハイマー病の初期と診断されました。この先どのような経過をたどるのでしょうか？ なるべく自宅で介護したいのですが，どのような状態になったら施設にお願いしなければならないでしょうか？ … 81

Q07 夫は58歳ですが，会社でミスが多くなり，専門機関で若年性アルツハイマー病と診断されました。夫はこの先どうなっていくのでしょうか。また家族はどのように対処していけばよいのでしょうか？ … 86

Q08 施設には介護老人保健施設，特別養護老人ホーム，介護療養型医療施設，有料老人ホーム，グループホームなどがあり，どれを選んだらよいのかわかりません。これらの違いと選び方を教えて下さい。 … 89

Q09 認知症の母は夕方になると身支度をして出かけようとするのですが，どうしたらよいですか？ … 93

Q10 認知症の夫はおむつをすぐ外してしまい，廊下やベランダで排尿し，最近は排便の失敗もあります。お尻を拭いた紙をポケットに入れ，それで鼻をかんだりします。どう対応したらよいでしょうか？ … 96

Q11 父は母が浮気をしていると思い込んでいつも監視しており，母がコンビニに買い物に行っても後をつけていきます。時には暴力行為もあります。病院受診を勧めても，自分は病気ではないと言って聞きません。どうすればよいでしょうか？ … 99

Q12 認知症の母は目を離したすきに出かけてしまい，一晩中帰ってきませんでした。警察にお願いして翌朝無事に保護されましたが，このようなことを防ぐよい方法はありますか？ … 102

Q13	認知症の母は**物がなくなる，盗られると言っており，介護者の私が疑われている**ようですが，どうしたらよいですか？	*105*
Q14	**レビー小体型認知症の父は夢を見て突然大声を上げたり，壁を叩いたりします。** また突然起きて何かを追いかけるような行動をとることもあります。そのため私は夜ゆっくり眠れないのですが，これはどういう現象でしょうか。よい治療法はありますか？	*107*
Q15	父は認知症の疑いがあると診断され治療を受けていますが，**自動車運転をやめようとしません。** どうしたらやめさせることができますか？	*110*
Q16	認知症の父は**日本刀を持っていて，ときどき出してきては私に突きつける**ので怖くてたまりません。どうすればよいでしょうか？	*113*
Q17	ピック病に代表される前頭側頭型認知症は**万引きやいろいろな行動の異常を示します**が，これらに対する薬物療法はありますか？ どう対応したらよいですか？	*115*
Q18	認知症の母は，**変なものが見える，玄関に人が来ているから見てきて**とよく言います。誰もいなかったと言うと「あなたには見えないの？」と関係が悪くなります。どう対応すればよいでしょうか？	*119*
Q19	父は前頭側頭型認知症と診断されました。毎日同じ時間に同じ場所に出かけ，**拾ってきた変なもので部屋が足の踏み場もない**くらいです。どう対応したらよいでしょうか？	*122*
Q20	母は専門医から認知症と診断され，要介護認定の申請をしているか聞かれました。**認知症の要介護認定申請とはどういうことをするのでしょうか？** 介護保険ではどのようなサービスが受けられますか？	*124*
Q21	介護保険制度の**主治医意見書を書いてほしい**のですが，どうしたらよいでしょうか？	*129*
Q22	認知症の母は**デイサービスに行くように勧めてもあんな馬鹿げたところには行きたくない**と言いますが，無理にでも行かせたほうがよいのでしょうか？	*133*
Q23	認知症の**音楽療法**について教えて下さい。	*137*
Q24	認知症の**アロマテラピー**について教えて下さい。	*140*

Ⅲ章 ⦿ 予防編

Q01 認知症の予防は早期から始めたほうが予防効果が高いと言えますか？ **認知症を早期に発見するよい方法**はありますか？　*144*

Q02 脳にアルツハイマー病の病変がたくさんあっても認知症ではない人は脳の予備能が高いためだと聞きました。**脳の予備能とはどういうことでしょうか？**　予備能を高めるにはどうすればよいでしょうか？　*150*

Q03 私はまだ50歳ですが父と兄に糖尿病があり，父は認知症もありました。**糖尿病があると認知症になりやすい**と言いますが，私の場合どうすればよいでしょうか？　*153*

Q04 50歳になる夫はラグビーが好きで，今でもよく試合に出ています。**頭を打つと認知症になりやすい**と聞き，とても心配です。どうすればよいでしょうか？　*156*

Q05 **認知症の予防は何歳くらいから始める**のがよいですか？　*158*

Q06 認知症予防には運動がよいと言いますが，**どのような運動をどのくらいすればよい**のですか？　*161*

Q07 認知症予防の運動はマルチタスクがよいと聞きました。**マルチタスクとはどういうことですか？**　道具がなくても家庭でもできますか？　*164*

Q08 運動が認知症予防によいとわかっていても**やる気が起こりません**。どうしたらやる気を起こすことができるでしょうか？　*166*

Q09 認知症予防に**よい食べ物**にはどのようなものがありますか？　*169*

Q10 認知症の予防に**脳トレ**はよいですか？　*172*

Q11 認知症の予防には**社会参加**がよいと聞きましたが，どのようなことをすればよいのでしょうか？　*175*

Q12 **昼寝をすると認知症によい**と聞きましたが本当でしょうか？　*178*

Q13 **過剰なストレスは認知症にとってよくない**と言いますが，どのようなことに気をつければよいでしょうか？　*180*

Q14 **カレーをよく食べる人，魚をよく食べる人**にはアルツハイマー病が少ないと聞きましたが，なぜでしょうか？　*183*

Q15 認知症を発症してからでもよく運動し，食べ物に気をつけることで**進行を遅らせることができる**のでしょうか？　*186*

Q16 認知症によい，あるいは認知症予防によいとされる**サプリメント**について教えて下さい。　*188*

Q17 **よく噛むのは認知症予防によいでしょうか？**　またアルツハイマー病と口腔衛生の関係はどうでしょうか？　*194*

Q18	指先をよく使うのは認知症によいと聞きますが，本当でしょうか？	**197**
Q19	趣味のある人は認知症になりにくいと言いますが，私は無趣味です。どうしたらよいでしょうか？	**201**
Q20	認知症になると料理をするのが嫌になり，掃除や片付けもしなくなると聞きます。逆に**料理や片付けを続けることは認知症予防になるの**でしょうか？	**203**
Q21	老化は認知症の最大の危険因子だと言いますが，**老化を遅らせる方法**はあるのでしょうか？	**206**
	索 引	**209**

コラム　患者さんへのアドバイス

診療科による特徴の若干の違い	**7**

コラム　かかりつけ医へのアドバイス

機能画像の有用性	**34**
前頭側頭葉変性症の難しさ	**52**
大脳皮質基底核変性症と進行性核上性麻痺の鑑別	**55**
一過性全健忘とてんかんの鑑別	**60**
MCIに抗認知症薬を投与する／しない	**67**
認知症対応と介護のおすすめ本	**98**
長時間徘徊・不明になっていた患者さんの診療上の注意点	**104**
レム睡眠行動障害と漢方薬	**109**
デイケア嫌いに適切な薬物療法	**136**
認知予備能	**152**
糖尿病とアルツハイマー病	**155**
認知症予防の運動：実践テキスト	**163**
認知症を予防する食品，栄養素	**171**
認知症予防：脳トレ	**174**

Ⅰ章
診断編

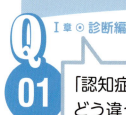

I章 ◉ 診断編

Q01 「認知症」と「アルツハイマー病」はどう違うのですか？

朝田 隆

よく誤解されますが，実は「認知症」と「アルツハイマー病」とは違います。「アルツハイマー病」は4大認知症のうちの1つで，認知症の原因として一番多いものです。

　認知症とは，後天的に認知機能障害が進行して生活に支障が出てきた状態です。多くの疾患が認知症の原因になり，一説ではそのような疾患が70以上もあるとされます。わが国における認知症性の疾患では，1980年代まで血管性認知症が最多とされましたが，近年の疫学研究はアルツハイマー病（アルツハイマー型認知症）が最も多いとする傾向にあります。わが国の最新調査では，アルツハイマー病が全体の2/3も占めています。図1[1)]にわが国の認知症の原因を示します。このようにアルツハイマー病についで，血管性認知症が2番目に多く，さらにレビー小体型認知症，前頭側頭葉変性症と続きます。これらの疾患をまとめて，4大認知症とよく呼ばれます。事実この図からは，これらだけで認知症の原因疾患の90％以上を占めることがわかります。なお，アルツハイマー病とアルツハイマー型認知症は同じものです。

　以上の4大認知症の中でもアルツハイマー病が大多数を占めるわけです。ところが"純粋なアルツハイマー病"ばかりでなく，高齢になるほどアルツハイマー病と血管性認知症の混合型が増加する傾向にあります。そのほかにも認知症の原因となる疾患がしばしば合併します。また，頭部打撲による損傷や合併身体疾患の影響も出てきます。つまり，加齢とともに純粋なアルツハイマー病は少なくなっていきます。

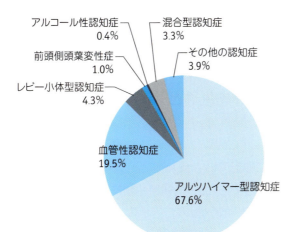

図1 わが国における認知症の疾患別割合
面接調査で診断が確定した症例（$n=978$）の内訳は，アルツハイマー型認知症が最も多く，全体の2/3を占めます。ついで多いのは血管性認知症（19.5％），レビー小体型認知症（4.3％），前頭側頭葉変性症（1％）です。

（文献1より引用）

　それにしても認知症の基本となる疾患の大半がアルツハイマー病であるため，多くの人が「認知症とアルツハイマー病はどう違うのだろうか？」と疑問に感じられるようです。認知症とはいわゆる呆けた状態全体を示す言葉であるのに対して，アルツハイマー病はその原因となる疾患として最多のものということになります。

　なお，現在のところ4つの抗認知症薬がありますが，いずれもアルツハイマー病を適応疾患にしています。またドネペジルだけはレビー小体型認知症にも適応を持っています。逆に言うと，アルツハイマー病とレビー小体型認知症以外の認知症性疾患には治療薬がないのです。

文 献

1) 朝田　隆：厚生労働科学研究費補助金（認知症対策総合研究事業）総合研究報告書「都市部における認知症有病率と認知症の生活機能障害への対応」，平成23年度〜平成24年度　総合研究報告書，2013．
[https://mhlw-grants.niph.go.jp/niph/search/NIDD00.do?resrchNum=201218011A]

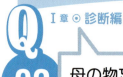

I章 ◉ 診断編

Q02 母の物忘れが強くなり同じことを何度も繰り返し言うようになりました。身近で受診できる認知症の専門医の先生はどうしたらわかるでしょうか？

朝田 隆

さぞかしご心配でいらっしゃることとお察しします。認知症科という科はありませんが，精神科や脳神経内科，老年病内科などには認知症専門医がいることが多いです。専門医のいる医療機関は，インターネットでも簡単に検索できますが，地域の自治体の相談窓口にお電話で相談されてもよいと思います。

確かに診療科は内科や外科，精神神経科といった具合に標榜されており，認知症科という診療科はありません。「もの忘れ外来」と表示しているところはありますが，必ずしも専門医がいるとは限りません。そのため，どこを受診したらいいのかはお迷いになることと思います。実際には，認知症の専門医は精神科，脳神経内科（最近神経内科は脳神経内科と改称されました），老年病内科，また最近では脳神経外科の出身者が多いのです。こうした医療者側の状況を簡単にご説明します。

認知症という病気が注目されるようになったのは，実はこの30年余りの期間に起こったわが国における少子高齢化の進行と結びついています。非常に短期間のうちに日本は世界一の高齢者国家になりました。ところが従来のわが国における大学医学部では，患者数が少なかったせいか認知症に関する教育は十分とは言えませんでした。そのために今のところ認知症専門医の数は2,000人台にとどまっています。この数は，専門医の学会である日本老年精神医学会と日本認知症

学会の専門医の数を合わせれば3,000人近いかもしれません。けれども実は両者の専門医には少なからず重複があるので、実際にはこれくらいの数字と考えられるのです。

さて，専門医の受診を希望されるなら，まずは上記の専門医を訪ねられることです。インターネットを用いて，検索ワードとして"日本老年精神医学会"と入れ，この学会のホームページを開くと，"高齢者の心の病と認知症に関する専門医検索"というバナーがありますので，そこをクリックして下さい（図1）。すると，都道府県別の表などが出てきます。そこには医師名とその医療機関名の住所・電話番号，また当該医師が診察する日時などが示されています（表1）。ただし，当該医師が複数の施設で診療しているときは主たる施設しか出て

インターネットを用いて，検索ワードとして"日本老年精神医学会"と入れ，この学会のホームページを開きます。
「高齢者の心の病と認知症に関する専門医検索」というバナーがありますので，そこをクリックして下さい。すると，都道府県別の表と以下の説明が出てきます。

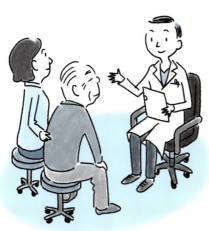

都道府県別に専門医を調べるときは，
1. 「とりあえず〜」の表で都道府県名をクリックすると便利です。
2. 条件を指定して検索する」では，「所在地」「氏名」「所属」の条件を組み合わせて検索できます。それぞれの条件を入力し，［検索］ボタンをクリックしてください。逆に，例えば氏名だけで検索したい時は「氏名」のみ入力して，［検索］ボタンをクリックしてください。
3. 全専門医を一覧表示するには，何も入力しないで［検索］ボタンをクリックしてください。

図1　認知症専門医の調べ方
ここでは「日本老年精神医学会」の専門医の調べ方の手順を示しています。「日本認知症学会」の専門医の場合もほぼ同様です。

表1 認知症の診療科と専門医,問い合わせ先

診療科	精神科,脳神経内科,内科(老年内科),脳神経外科
専門医	日本老年精神医学会(http://www.rounen.org/) ➡高齢者のこころの病と認知症に関する専門医 　(http://184.73.219.23/rounen/a_sennmonni/r-A.htm) 日本認知症学会(http://dementia.umin.jp/) ➡日本認知症学会認定専門医 　(http://dementia.umin.jp/g1.html)
検索先, 問い合わせ先	認知症予防協会(http://www.ninchi-k.com/) ➡認知症疾患医療センター 　(http://www.ninchi-k.com/list.html) 日本精神科病院協会(http://www.nisseikyo.or.jp/) ➡病院検索 　(http://www.nisseikyo.or.jp/hospital_search/hospital_search_Map.php?ps=non) 厚生労働省(https://www.mhlw.go.jp) ➡全国の地域包括支援センター(「2. 地域包括支援センターについて」の「全国の地域包括支援センターの一覧(都道府県のホームページへリンク)」を参照)(https://www.mhlw.go.jp/stf/seisakunitsuite/bunya/hukushi_kaigo/kaigo_koureisha/chiiki-houkatsu/) その他各役所,保健所

きません。その場合,医師の名前を検索サイト(YAHOO！JAPANやGoogleなど)の検索ウィンドウに"認知症専門医　○○○○(専門医の名前)"と入れて検索すれば,他の施設もわかります。例えば筆者(田平)の主たる診療施設は「くどうちあき脳神経外科クリニック」(東京都大田区)ですが,このように検索すると「メモリークリニック」(文京区)や河村病院(岐阜市)も出てきます。

　次に国が認定するものとして認知症疾患医療センターが全国の都道府県にあります。やはりインターネットで,"都道府県名"とともに"認知症疾患医療センター"と入れてみて下さい。専門医と同じような情報が得られると思います。

もう1つの方法としては、"もの忘れ外来"と"地域名"、たとえば"東京都文京区"などと入れてインターネットで調べる方法もあります。なお日本精神科病院協会でもネットにより情報を提供しています。特に入院を必要とされる場合には、入院できる病院を検索する上でとても有用でしょう。

　またインターネットが使えない場合には、市区町村役場や保健所などに電話して認知症専門医の受診について相談するのもいいでしょう。特に地域包括支援センターにおける情報が役立つかもしれません。

> **コラム　患者さんへのアドバイス**
>
> **診療科による特徴の若干の違い**
> 前述の通り、認知症を専門的に診ている医師としては、精神科、脳神経内科、内科、そして脳神経外科出身者が多いのですが、それぞれに厳密な区別や資格上の差異があるわけではありません。
> 個人的には以下のように思っています。ケアなど面倒見がいいのが精神科、診断が得意なのが脳神経内科、合併症も含め総合的に診てもらえるのが内科、脳画像や外科手術も得意なのが脳神経外科です。あくまで私的な印象ですが、受診医師を選ばれるときにいくらかは参考になるかもしれません。

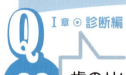

Q03 歳のせいで起こる物忘れと，認知症の初期症状としての物忘れの違いは何ですか？

田平　武

老化による物忘れは自覚があり，出来事の内容は思い出せなくても出来事それ自体を忘れることはありませんが，認知症の初期では「忘れたことも忘れてしまう」「食べたこと自体を忘れる」など体験したこと全体を忘れ，日常生活や社会生活に支障をきたします。

　まず，物忘れという言葉ですが，「もの忘れ外来」を初めて受診された方に「物忘れですか？」と聞きますと，しばしば「いえ，物忘れではなく覚えられないのです」とか「人の名前が出ないのです」「しまったものが出てこないのです」といった言葉が返ってきます。このように物忘れという言葉のとらえ方には違いがありますが，これらはすべて物忘れなのです。

　一般に物忘れは記憶障害のことを言います。記憶とは新しいことを覚え，それを保持し，必要なときに取り出す3つの過程をいいます。したがって，新しいことが覚えられないのも物忘れですし，新しく覚えたことを保持できなくてすぐ忘れてしまうのも物忘れ，昔覚えた人の名前や花の名前が出てこない（取り出しが悪い）のも物忘れなのです。しまったものをどこにしまったかを忘れ，探しても出てこないのも物忘れです。

　この3つのことは海馬（かいば）で行われています。私達の脳では，海馬およびその近くの脳（海馬傍回）に加齢性の変化（老化）が最も早く起こるので，高齢者では物忘れが出てきます（図1）。また，アルツ

ハイマー病でも同じ部位から病変がスタートするので、物忘れから始まります。老化による物忘れと認知症による物忘れを厳密に区別することは難しいですが、ある程度は鑑別することができます（表1）。

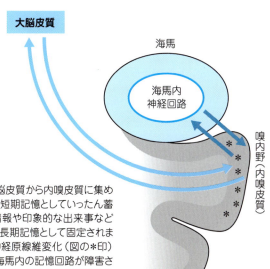

図1　海馬と記憶の回路

見たり聞いたりした情報は大脳皮質から内嗅皮質に集められ、海馬の神経回路の中に短期記憶としていったん蓄えられます。そして重要な情報や印象的な出来事などは再び大脳皮質に送られて、長期記憶として固定されます。脳の老化による病変＝神経原線維変化（図の＊印）は内嗅皮質から始まるため、海馬内の記憶回路が障害され、新しいことが覚えられなくなり、固定された記憶を取り出すことが難しくなります。

アルツハイマー病ではそれがより強く起こり、情報を海馬内の神経回路にいったん蓄えることができない（つまり短期記憶が成立しない）ので、同じことを何度も言ったり聞いたり、物をしまったことを忘れたりするようになります。

表1　生理的物忘れと認知症の物忘れ

老化による生理的物忘れ	認知症による物忘れ
忘れたことに自覚がある	忘れたことに自覚がない
出来事の記憶はあるが内容がややおぼろ（食べたことは覚えているが、何を食べたか思い出せない）	内容はおろか出来事の記憶もおぼろ（食べたことさえ忘れる）
ヒントを与えると思い出す	ヒントを与えても思い出せない
しまい忘れはしまい忘れと思う	しまい忘れを盗られたと思うことがある
日常・社会生活に支障なく、進行は遅い	日常・社会生活に支障があり、進行が速い
他の症状なし	他の高次脳機能障害を伴う

老化による物忘れは自覚がありますが，認知症による物忘れは自覚がありません。老化による物忘れは内容がおぼろであっても出来事（エピソード）まで忘れることはありませんが，認知症では出来事それ自体を忘れることがあります。たとえば老化による物忘れでは昨夜食べた食事の内容はおぼろであっても食べたことは覚えていますが，認知症では食べたことすら忘れてしまいます。また，老化による物忘れはヒントを与えると思い出すことが多いですが，認知症ではヒントを与えても思い出すことが少なくなります。さらに認知症では，しまい忘れを盗られたと思ったり，日常生活や社会生活に支障をきたしており，物忘れ以外にその他の症状を伴っていることが多いので鑑別が可能になります。

　しかし，老化による物忘れと初期の認知症による物忘れを区別するのは難しく，画像所見や認知機能試験の結果を参考にします。たとえば3つの言葉を覚えてもらい数分後にそれを思い出してもらうとき，まったく思い出せないかあるいは1つしか思い出せないようなときは認知症である可能性が高くなります。

Q04 I章 ◉ 診断編

会社の上司や大切な顧客との話の一部がポコッと消えてしまいます。これは認知症の初期症状でしょうか?

田平　武

A 記憶の一部が飛んでしまうのは物忘れの症状ですが,認知症とは別の原因によるものかもしれません。子どもの頃に注意多動性障害と言われた方が大人になっても注意障害として残っていることがあるからです。

　もちろんこれは物忘れの症状ですが,友人との約束を忘れたり日にちを間違えたりするなど他の物忘れがほとんどないのに,このような症状が起こる人があり,しばしば「もの忘れ外来」を受診されます。比較的若い人が多いです。これは注意障害のことがあり,特にテレビがついていたり,他に注意を奪われることがあると,起こりやすくなります。注意が他に向いていたら,その間の記憶が飛んでしまうことがあるのは当然でしょう。

　そういう人によく聞きますと,子どもの頃注意欠如・多動性障害やアスペルガー症候群と言われたという病歴を聴取することがあります。注意多動性障害という診断は受けていなくても,子どもの頃から物忘れが多かったという人もいます。これらの発達障害は大人になると目立たなくなりますが,注意障害の部分が残っていることがあります。大人の注意障害は比較的多く,軽い人も含めると100人に1人くらいはいると言われています。さらに,うつ病の人も注意障害を示すことがよくあります。

　注意障害を見つける簡単なテストとしては,トレールメーキングテ

スト（trail making test）があります。テストAは単純に数字を①，②，③……と鉛筆でつないでゆくものです。テストBは，①，あ，②，い，③，う……と数字とひらがなを交互につないでゆくものです。注意障害の人はBの時間が延長し，間違いも見つかります。ちなみにAの時間延長は眼球運動障害，パーキンソン病やうつ病など身体・精神機能の緩慢な状態で起こります。

　よほど強い注意障害でない限り注意多動性障害の治療薬などは使いません。上司や顧客の話をよく注意して聞くように指導します。同時に複数のことを処理しようとすると障害が起こりやすいので，逐一処理するように指導します。また，重要な案件はメモを取るようにし，テレビがついているような環境では仕事をしないように指導します。

　進行性の病気を見逃さないために，半年～1年後にもう一度受診してもらいましょう。

Q05 I章◉診断編

うつ病でも物忘れが起こると言いますが，認知症との違いは何ですか？ また，うつ病から始まる認知症があると聞きますが，どんな認知症ですか？

朝田 隆

A 医師の側でも一見して区別するのは容易ではないのですが，うつ病の方と対面すると，物忘れについて悲観的な発言が目立つようです。またうつ病では物忘れの自覚があるのに対し，認知症では自覚がない場合が多いです。初期の症状としても経過全体としても，うつ病をより多く伴うことがわかっているのはレビー小体型認知症です。

確かにこの問題は高齢者のメンタル問題において，とても重要な観点です。というのは，うつ病と認知症は相互に関係が深く，ちょっと見たところでは鑑別が容易でないことも少なくありません。また実際にうつ病からアルツハイマー病やレビー小体型認知症などの認知症に進展する例も多いのです。

さらに認知症とうつ病患者の関係についての疫学研究から，うつ病を患った人はアルツハイマー病になりやすいことがわかっています。最近では，うつ病に罹っているときに仮性認知症という「認知症もどき」を呈した人は，将来認知症に進展する危険性が高いという見解が定着しつつあります。このようにこの2つの疾患は密に関係しあっているのです。

臨床場面で両者を区別するポイントは，心理検査にのぞむ態度，臨床症候，陳述内容にあります（**表1**）。たとえばアルツハイマー病のような認知症では，面接のときあっけらかんとしている傾向がありま

表1 認知症とうつ病の違い

	認知症	うつ病
面接時の態度	あっけらかんとしていい加減に見えるが、実は自信がないので、取り繕う、振り向き反応で確認しようとする	悲観的、自信のなさ、深刻な感じ、誇張的「ああ、こんなこともわからない」
記憶障害	最近の出来事全般、自覚がない	話の内容や出来事の一部（注意障害による）、自覚あり
妄想	物盗られ妄想	心気妄想「呆けてしまってもうだめだ」
体重減少	数カ月～1年単位で、～3kg程度の減少	1～3カ月単位で～10kg程度の減少
脳画像（MRI）	海馬や大脳皮質の萎縮など	脳萎縮はないか、あっても年齢相応
脳画像（SPECT）	アルツハイマー病では頭頂側頭葉連合野、後部帯状回、楔前部の血流低下	しばしば梁下回の血流低下
生物学的マーカー	脳脊髄液中のアミロイドベータの低下、タウの上昇	正常

す。それに対してうつ病では"I don't know answer"と言われる「ああこんなこともわからない」といった悲観的発言が目立ちます。

次に認知症では取り繕いやいい加減な態度であったり、周囲への依存を示したりするのに対して、うつ病では自信のなさや悲観的状況が見て取れます。また認知症は記憶、中でも特に新たに覚えるのが苦手になりますが、うつ病ではむしろ注意の問題による記憶障害が主体です。つまり聞いているようでも実は集中していないので、覚えていないのです。しかし周囲には「忘れてしまった」と映るようなことになりがちです。

なお両者ともに体重減少を認めがちですが、認知症では数カ月～1年単位で体重が減るのに対し、うつ病では1～3カ月単位で数kg～10kg程度のやせがみられがちです。また大学病院などかなり専門性

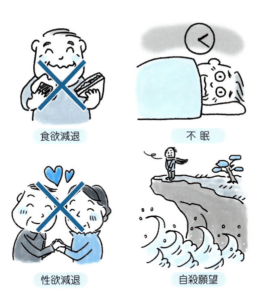

が高い医療機関では，両者を見分けるための生物学的マーカーとして，脳機能画像，脳波のレム睡眠潜時なども用いられます。また今日のアルツハイマー病の生物学的診断において重視される脳脊髄液中のアミロイドベータやリン酸化タウも重要で，ケースによっては鑑別の決め手になるかもしれません。

　さらに問題を複雑にするのは，軽度認知障害(MCI)や初期の認知症で，うつ病やうつ状態の合併が多くみられることです。それだけに両者の鑑別ばかりでなく，両者の併存する可能性を念頭に置く必要もあります。

　なおパーキンソン病とレビー小体型認知症においては，全経過を通してみるとうつ病の合併率が50％以上もみられ，アルツハイマー病の合併率よりも高いとされます。さらにその前駆症状，初期症状としてうつ病やうつ症状が多いことも知られています。"うつ病から始まる認知症"というのは，おそらくこのようなものを指しておられるものと思われます。

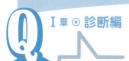

Q06 Ⅰ章 ● 診断編

アルツハイマー病では振り向き反応がよくみられると言いますが，振り向き反応とは何ですか？またアルツハイマー病には他にどんな特徴がありますか？

朝田 隆

振り向き反応とは，アルツハイマー病の方が診察室で医師の質問に答えるときに，一緒にいるご家族のほうをその都度振り返って確認を求めるかのような仕草をすることです。おそらく一見スムーズに応じているようでいて自信のなさや不安の現れなのでしょう。同時にそれを悟られまいと自信ありげに取り繕おうとする面があります。

　臨床の現場ではアルツハイマー病の診断は，面接などの言動，また脳画像や血液検査などの検査所見から総合的に判断することでなされます。しかしアルツハイマー病の診断は必ずしも容易ではありません。たとえば，レビー小体型認知症や血管性認知症との鑑別に苦慮するようなことも少なからずあります。そうしたときにアルツハイマー病らしさがわかっていると，とても重要なヒントになります。

　アルツハイマー病の特徴の1つに，自分の言動に自信がないことがあります。一見スイスイと難なく応じているようであっても，本当は自信がないのです。振り向き反応とはそのようなものの代表かと思われます。典型的には，診察室で家族と一緒に面談を受けているとき，医師の質問に応じて答えたとします。一見スムーズに答えていても，実は自信のなさの現れなのか，「これでいいの？」と言うかのように後ろを振り返って確認を求めがちです。あるいは何でも家族に聞くという

習慣から，このような態度をとられることもあるでしょう。あたかも家族の顔に答えが書いてあるかのように見受けられます。これが振り向き反応です。

これに対して，たとえばうつ病では，最初から自分の答えに自信がないことが少なくありません。「どう答えていいかわからない」といった具合で，最初から答えることを諦めているかのようなところがみられることもあります。このような態度の反対である振り返りは，取り繕いの一種とも言えます。

またアルツハイマー病やその前駆状態の人は，病識がないとよく言われます。確かに本当の意味で，自分の物忘れなどの問題を洞察できている人は多くありません。しかし「これまでとは何か違う，変だ」という気づきや焦りを持っている人は多いものです。それだけに心の奥深くでは自信を失いがちなのです。

さらにアルツハイマー病の人は，対話中に間違いを指摘されたりそれが明らかになったりすると，普段からは想像もできないほど上手に言い繕います。これは一見，振り返り反応とは逆に見えます。しかしこれも自分の能力低下や，失敗を露わにしたくないという気持ちの表れから取り繕いをするという点では共通しています。取り繕いをするからか，アルツハイマー病の人は概して愛想のよい人が多いです。また診察室に出入りされる時にきちんと挨拶をされ，礼節が保たれています。

ある種の精神的な疾患では，でたらめを直ちに答え，まったく何も迷うところがないといった様子がみられることもあります。まさに当意即答です。アルツハイマー病であっても，こうした誤った回答を平気ですることがあります。このような症状は作話と呼ばれます。

文字通り，作り話なのですが，本人は作話と思っていません。自分では正しいと信じて，自信を持って答えているように見えます。答

えたい部分の記憶がないので，記憶に残っている部分を繋ぎあわせます。そうすると記憶にない部分について，客観的に見ると，実際にはないことを答えてしまうことになります。これが本来の意味での作話です。

　アルツハイマー病の患者さんではこのように，自信のなさ，不安を表す振り向き反応の顔と，作話を伴う自信がありそうな取り繕いの顔の二面性がみられるのが特徴と言えます（図1）。

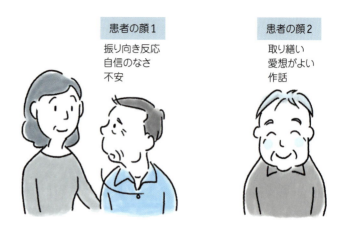

図1　アルツハイマー病の特徴
アルツハイマー病の患者さんの顔には特徴が現れています。物忘れのためにちゃんと答えられるだろうか，失敗しないだろうかと不安そうにしておられ，自信のなさが窺われます。そのため何かを質問すると，必ずと言っていいほど介護者（図では付き添いの家族）のほうを振り向きます（振り向き反応）。一方で，それをごまかすために愛想良くされています（取り繕い）。断片的な物忘れのエピソードを綴るために作話をしますが，作話だとは思っておられません。

Q07 Ⅰ章 ◉ 診断編

軽度認知障害（MCI）と認知症はどう違うのですか？

田平　武

A まず，健常から無症候期，MCI，そして認知症へは非常にゆっくりと進行していきます。MCIでは物忘れなどに本人もまわりの人も気づいていますが，日常生活に支障をきたしていません。一方，認知症になると「お金の管理ができなくなる」「入浴やトイレなどに介助が必要になる」などの支障が出てきます。

　本人やまわりの人が物忘れその他の認知機能の障害があることに気づいているものの，まだ生活機能に障害はなく，自立した生活を送ることができる状態を軽度認知障害と言います。軽度認知障害は英語でmild cognitive impairmentと言うので，その頭文字をとってMCIと呼ばれます。これに対し認知機能の障害が進行性に起こり，日常生活や社会生活に支障をきたしている状態を認知症と言います。

　認知障害はある日突然起こるものではなく，徐々に徐々に起こってきます。アルツハイマー病を例に，正常の状態を薄い空色，認知症を黒で表すと，薄い空色から黒に移行する間に灰色で表されるグレーゾーンがあります（図1）。

　このグレーゾーンはさらに2つに分けることができます。脳にはアルツハイマー病の病変が既に出現しているけれど，物忘れも何もない時期があり，この時期を無症候期（前臨床期）のアルツハイマー病と呼びます。さらに病態が進行すると物忘れが出てきます。人一倍物忘れは強いけれどまだ認知症ではない，すなわち生活に支障をきたしていない状態，これがMCIです。MCIは認知症の前駆状態（予備軍）と言

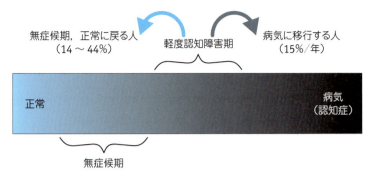

図1　軽度認知障害と認知症
健常者が認知症に移行する過程は徐々に起こり，健常者（薄い空色）と認知症（黒）の間にはグレーゾーンが存在します。このグレーゾーンのうち，物忘れなどがあるけれどまだ認知症ではない時期，これが軽度認知障害（MCI）です。ちなみに，脳にはすでにアルツハイマー病の病変があるけれど，物忘れなどまったくない時期は，無症候期（前臨床期）のアルツハイマー病と呼ばれます。
- 無症候期：脳に病変はあるが，物忘れも何もない時期
- 軽度認知障害期：本人もまわりの人も物忘れに気づいており，その程度も人一倍であるが，まだ認知症と診断されない時期

うことができます。

　MCIと認知症の違いは，生活に支障をきたしているかいないかで分かれます。生活に支障をきたしているというのは，たとえば料理ができなくなって出来合いのものばかり買ってくる，薬やお金の管理ができなくなって，家族が管理しなければならない状態，入浴やトイレ，着替えに介助がいる状態などがわかりやすいと思います。

　しかし，ごく初期の認知症とMCIを区別するのは，必ずしも容易ではありません。重要な約束を1回や2回ではなくすっぽかす，仕事の能率が落ちて納期までに仕上がらない，キャッシュカードの使い方がわからなくなり窓口でしかお金が下ろせない，といったことがあれば初期の認知症である可能性が高くなります。

　認知機能テストの結果でざっくりと判断する手もあります。これに

ついてはⅠ章Q09の回答をご覧下さい（**25頁〜参照**）。

認知症とMCIを厳密に区別するためには，臨床心理士によりCDR（clinical dementia rating）という検査が行われます。結果が0点であれば健常者（無症候期を含む），0.5点であればMCI，1点以上であれば認知症と診断されます。

なお，MCIから認知症に移行することをコンバート（convert），MCIから無症候期あるいは正常に戻ることをリバート（revert）と言います。調査により多少違いますが，MCIの人は毎年約15％が認知症にコンバートします。したがってMCIになると5年で75％が認知症に移行する計算になります。MCIから無症候期あるいは健常に戻る人もあり，報告によってその率は異なりますが，大体14〜44％と言われています。このことはMCIになっても運動などにより予防に努めれば，健常ないし無症候期の状態に戻れることを意味しています。

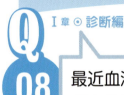

Ⅰ章◉診断編

Q08 最近血液で初期のアルツハイマー病がわかる方法があると聞きましたが，どのような方法ですか？

田平　武

脳脊髄液の中のアミロイドベータ42とタウという蛋白を測定する代わりにより簡便な方法として，血液で診断する方法が開発されつつありますが，まだ診断の精度が十分に確かめられていません。最近診断に使われているMCIスクリーニング検査は，アミロイドベータの排泄・除去に関わる血液中の蛋白を測定してアミロイドベータが脳に溜まっていないかを調べるもので，少量の採血で行うことができます。

　アルツハイマー病は臨床的に認知症があって，病理学的に神経細胞の脱落，老人斑，神経原線維変化という病理変化を顕微鏡で認めると確実な診断をすることができます。しかし，臨床の現場では脳をとって調べるわけにはいきませんので，臨床検査で診断を推定する方法が開発されています。最も信頼度が高いのが老人斑に蓄積しているアミロイドベータを画像で調べる方法で，アミロイドPETと呼ばれます。また，タウ蛋白の蓄積を同様にPET画像でみる方法も開発されています。これらの方法の信頼度は高いのですが，機械が非常に高価で検査費用も高額で，まだ保険はききません。したがって，誰もが受けられるわけではありません。

　脳は脳脊髄液という液の中に浮かんでいますので，脳脊髄液を採って調べると脳の変化を推定することが可能です。そのために腰に針を刺して脳脊髄液を採取し，その中のアミロイドベータやタウという蛋白を測る方法が開発されました。アミロイドベータには固まりやす

いアミロイドベータ42というのがあるのですが，これがアルツハイマー病では初期から脳脊髄液で減少することがわかったのです。減少する理由はアミロイドベータ42が固まって，脳の老人斑に溜まるからだと考えられています。また，タウという蛋白質は固まって神経原線維変化として神経細胞の中に溜まりますが，神経細胞が壊れると脳脊髄液中に出てくるので，アルツハイマー病では脳脊髄液中のタウが高くなります。脳脊髄液中のアミロイドベータ42とタウを測定する方法は90％以上の信頼度でアルツハイマー病を診断することができますが，腰に針を刺すという行為が大変であるのと，そこまでして診断しても根本的な治療法がまだないので，広く実施されるには至っていません。

　そこでもう少し簡便な方法として，血液で診断する方法が開発されつつあります。脳脊髄液は最終的には血液に吸収されますので，脳脊髄液中の変化をある程度血液で推定できるからです。しかし，血液中ではきわめて微量な変化であり，測定が容易ではありません。最近特殊な方法で血液中のアミロイドベータを濃縮し，質量分析という特殊な装置で，ある分子種のアミロイドベータを測定すると，アミロイドPET画像とよく相関することがわかりました。また，タウという蛋白質を血液で測る方法も開発されています。しかし，これらの方法が初期のアルツハイマー病を診断できるかどうかは，まだわかっていません。

　アルツハイマー病で脳にアミロイドベータが溜まるのは，アミロイドベータの排泄が悪くなるためであると考えられます。アミロイドベータの排泄機構は複雑でまだよくわかっていませんが，排泄・除去に関わる蛋白があることがわかっています。そこでMCBI社（筑波大学発のベンチャー企業）はアミロイドベータの排泄・除去に関わる血液中の3つの蛋白を測定することで，およそ85％の信頼度でMCIを含む初期のアルツハイマー病を診断できることを示しました。これは

MCIスクリーニングキットとして臨床に使われています。

　この検査結果は4段階のリスク度で判定され，A判定は「問題なし」，B判定は「MCIのリスクは低いが少し予防に気をつけよう」，C判定は「MCIのリスクが中程度で積極的に予防しよう」，D判定は「専門医による診察を受けることをお勧めします」となっています。この方法は少量の血液で簡便にできる利点はありますが，保険がきかず，信頼度もまだ十分とは言えませんので，十分広まるには至っていません。病院やクリニックによっては，MCIスクリーニング検査のポスターを掲示しているところがありますので費用等尋ねてみて下さい。また，MCBI社のホームページに検査実施医療機関が載っています。

Q09 Ⅰ章 ◉ 診断編

認知症専門医を受診しMMSEが22点，HDS-Rが20点，ADASが15点と言われましたがどういう意味でしょうか？　各点数から認知症のおおよそのレベルを知る基準を教えて下さい。

朝田　隆

MMSEとHDS-Rは認知症があるかないか，ふるいにかけるための検査です。ADASは認知症の程度の変化をみたり治療薬の効果を評価するための検査です。筆者の場合は，MMSE 28点以上，HDS-R 25点以上であれば「認知機能に問題なし」，それぞれ24〜27点と21〜24点では「軽度認知障害の疑い」と解釈しています。同様にADASについては10点以下と10〜19点と考えます。この基準に当てはめるとすれば，認知症の前駆状態か初期のレベルにあると言えるでしょう。

　上記3つのテストは，いずれもアルツハイマー病等の認知症の認知機能を評価するテストとして用いられる代表的な検査方法です。特にMMSE（ミニメンタルステート）とHDS-R（改訂長谷川式簡易知能評価スケール）は，大まかに異常の有無をチェックするスクリーニング検査と呼ばれるもので，ふるいにかけるようなものです。MMSEが世界の代表的なスクリーニングテストなら，HDS-Rはわが国における代表的なものです。

　一方でADAS-Jcogはアルツハイマー病の治療薬の評価に使われる代表的な系統的テストです。つまり前2者は，あくまで認知症があるかないかをざっくりと見きわめる簡易な検査方法です。これに対して，後者はその点数によって認知症の程度をみたり，変動の値から治

療効果の有無を検討したりするためのスタンダードテストと考えられており、いわばランキングテストです。

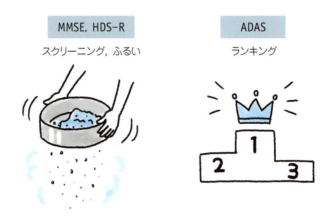

つまり前2者は点数が高いからといって、知能が高いとか悪いとかいうものではありません。ある点数より下であれば、認知症である可能性が高いということを示唆するだけのものです。つまり29点の人は、25点の人よりも認知機能が優れているといったものではありません。最も簡便性と信頼性で人気のあるこれらのテストは、実際にはその点数が、認知機能がある程度改善したとか悪化したなどという指標に用いられることが少なくありません。

さて筆者はこのようなテストを臨床の場で実践重視のスタンスで使っています。MMSEは24点以上、HDS-Rは21点以上あれば、一応は認知症ではないとされています。認知症や軽度認知障害（MCI）の存在を評価する上ではこうした点数を重視します。あくまで筆者の場合ですが、こうした点数が持つ意味を次のように解釈しています。MMSEであれば28点以上は問題なし。24〜27点であれば少し怪しい、すなわちMCIを疑います。同様にHDS-Rについては25点以上なら問題なし、21〜24点であればMCIを疑っています。

ADASは70点満点のテストですが最高が0点，最低が70点であり，点数が高くなるほど認知障害が強いことになります。実証的な基準ではありませんが，ADASについては，筆者は10点以下であればまず問題なかろうと考え，そして10〜19点についてはMCIレベルを考えます。もちろんそれ以上は，認知症レベルということになります。参考のために日本人における認知症重症度別ADASの平均値を表1[1)]に示します。この表が作られた当時はMCIという概念がまだはっきりしていませんでしたので，この表ではMCIは正常者の高いほうの点と軽度認知症の低いほうの点が相当すると思われます。

表1　日本人におけるADAS-Jcogの重症度別平均値±標準偏差

正常者	軽度認知症	中等度認知症	高度認知症
5.5±2.6	15.5±5.7	26.7±9.0	40.6±13.4

重症度はfunctional assessment staging（FAST）による。
（文献1を元に作成）

　このようなことを考えますと本ケースで示されたような点数の方がもしおられるとしたら，その方は認知症の前駆状態にあるか初期の認知症のレベルにあるといえるでしょう。以上に述べましたように，こうしたテストはその使用目的がどこにあるかをしっかり理解することが前提です。その上で点数の高さからテストを利用するにしても，その限界にご留意下さい。

文献

1) 本間　昭, 他：Alzheimer's disease assessment scale(ADAS). 日本臨牀. 2003；61（増刊号9）：129-32.

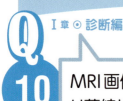

I章 ◉ 診断編

Q10 MRI画像が撮られ，VSRADが2.8で海馬がかなり萎縮していると言われました。これはどういう意味でしょうか？ 海馬の機能も教えて下さい。

田平　武

VSRADとは，MRI画像を用いて海馬・海馬傍回の萎縮の程度を自動的に計算するソフトウェアで，たとえばVSRADが2.8の場合は，アルツハイマー病の可能性が高くなります。海馬は記憶を一時的に蓄えておく場所ですが，アルツハイマー病ではその領域の障害が強くなるために数分前に言ったことや前日に体験したことなどの記憶が欠落してしまうのです。ただしVSRADだけでアルツハイマー病の診断を確定することはできません。

　認知症の診断には画像検査が不可欠です。脳の形態を見るためにはCT検査かMRI検査が行われます。CTはコンピューター断層撮影（computed tomography）の頭文字をとったもので，X線を用いる検査です。MRIは核磁気共鳴画像（magnetic resonance imaging）の頭文字をとったもので，強い磁気を用いた画像検査です。

　MRIの場合強い磁気を用いるので，体に金属がある場合は受けることができず，CT検査が行われます。たとえば脳に動脈瘤があって金属製のクリップがかけてある場合や，心臓のペースメーカーが埋め込んである場合などは，材料によってはMRI検査を受けることができません。ただし，最近のクリップはチタンでできており，磁石にくっつかない金属なのでMRI検査をすることができます。また，虫歯治療の金属，インプラント，骨折治療の金属のように固く固定されているものの場合はたいてい大丈夫です。

MRI検査では脳の形態変化，特に脳の萎縮を見ることができます。もちろん，脳腫瘍や脳梗塞，水頭症（脳に水が溜まる病気）なども見ることができます。アルツハイマー病では脳全体が萎縮しますが，特に海馬の萎縮が強いのが特徴です（図1）。前頭葉と側頭葉に限局した萎縮があれば前頭側頭葉変性症の可能性があります。レビー小体型認知症では海馬の萎縮はそれほど強くありません。

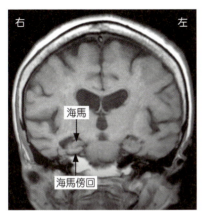

図1　アルツハイマー病のMRI
77歳女性。75歳頃から物忘れがあり，片付けができなくなり，料理をしなくなりました。もの忘れ外来受診時のMMSE 15点，ADAS-Jcog 18.3点，MRIで両側の海馬，海馬傍回の萎縮を認めます。VSRADは4.06でした。

VSRADとは

　海馬の大きさを測る場合には画像を小さな碁盤の目のように分けて，海馬の中にある碁盤の目を数えれば大きさを数字で表すことができます。これをコンピューターが自動的に計算するソフトウェアが開発されており，VSRAD（ヴイエスラド）と言います。これはVoxel-Based Specific Regional Analysis System for Alzheimer's Diseaseの略語です。最近では海馬だけではなく，海馬の隣にある海馬傍回も含めて関心領域として計測することになっています。

　VSRADは健常者の海馬の平均値と被験者の海馬の大きさの差を健常者の標準偏差で除したもので，VSRADが2を超えるとその人の海馬は有意に縮んでいる，VSRADが3を超えるとその人の海馬の萎

縮はかなり強いということになります。冒頭のVSRAD 2.8という値は，海馬・海馬傍回は明らかに縮んでいることになり，アルツハイマー病の可能性が高くなります（**表1**）。ただし，海馬は老化，アルコール多飲，ストレスその他によっても萎縮しますので注意が必要です。

　ちなみにVSRADでは脳全体の萎縮に対する海馬・海馬傍回の萎縮の比率も計算してくれます。萎縮比が10を超えると脳全体の萎縮に比して，海馬・海馬傍回の萎縮が特に強いとみなされ，アルツハイマー病の可能性が高くなります。つまり，VSRADが2を超え海馬・海馬傍回の萎縮が強くても，脳全体が萎縮した結果であれば萎縮比は高くはなりません。アルツハイマー病の初期では海馬・海馬傍回の萎縮が特に強いので萎縮比が高く出ますが，進行してくると脳全体が萎縮してくるので萎縮比は低く出てきます。また，脳全体が萎縮するような病気のときも萎縮比は低く出てきます。

海馬の機能

　さて，海馬・海馬傍回は記憶を一時的に蓄えておく重要な場所です。見たり，聞いたり，感じたり，経験したりという情報はすべて海馬傍回に集められ，海馬・海馬傍回にある回路に一時的に保管されます。そして重要なもの，印象の強かったものは長期の記憶として脳のあちこちに保存されます。アルツハイマー病では海馬・海馬傍回の障害が強いので記憶の一時的保存ができず，今言ったこと，昨日経験したことのような近時記憶が特に強く障害されるのです。昔のことは脳のあちこちに記憶として保存されていますので，昔のことをよく覚えているのはそのためです（**Ⅰ章Q03 図1，9頁参照**）。

　ヒトの脳の老化は海馬傍回から始まります。海馬・海馬傍回は長期保存した記憶を取り出すときにも重要な働きをします。したがって歳をとるとなかなか新しいことが覚えられなくなったり，有名な俳優の名前が思い出せなかったりするのです。歳のせいによる物忘れ（生理

表1 VSRAD advance解析結果レポート(例)

患者ID:00000000	検査日:00年00月00日	受付番号:000000000
名前:○○○○	生年月日:0000.00.00	年齢:○○歳　性別:○

灰白質解析結果

(1) VOI内萎縮度:Severity of VOI atrophy(VOI内の0を超えるZスコアの平均)

[解説]
関心領域内の萎縮の強さを表す指標です
0〜1 …関心領域内の萎縮はほとんど見られない
1〜2 …関心領域内の萎縮がやや見られる
2〜3 …関心領域内の萎縮がかなり見られる
3〜……関心領域内の萎縮が強い

3.18

(2) 全脳萎縮領域の割合:Extent of GM atrophy(全灰白質内のZスコア>2の領域の割合)

[解説]
脳全体の状態を表す指標です
(参考)
10〜 …脳全体の萎縮が強い

6.00

(3) VOI内萎縮領域の割合:Extent of VOI atrophy(VOI内のZスコア>2の領域の割合)

[解説]
関心領域内の萎縮の広がりを表す指標です
0〜30　…萎縮している面積が狭い
30〜50 …萎縮している面積がやや広い
50〜　……萎縮している面積が広い

57.60

(4) 萎縮比(VOI内/全脳):Ratio of VOI/GM atrophy(全脳萎縮を1とした割合)

[解説]
関心領域内の選択的な萎縮を表す指標です
0〜5 ……選択性があるとはいえない
5〜10 …選択性が見られる
10〜 ……選択性が強い

9.60

白質解析結果

全脳萎縮領域の割合:Extent of WM atrophy(全白質内のZスコア>2の領域の割合)

3.50%

※この症例は,(1)関心領域(VOI)である海馬・海馬傍回の萎縮が3.18と強く,(4)脳全体に対する萎縮比が9.60と選択性が見られ,アルツハイマー病らしい所見を示しています。

的物忘れ)と病気による物忘れ(病的物忘れ)の違いについては,**I章 Q03**(**8頁〜参照**)で解説しています。

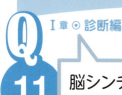

I章 ⊙ 診断編

Q11 脳シンチグラフィー検査が行われ，血流低下のパターンからアルツハイマー病にほぼ間違いないと言われました。どういう部位の血流低下があるとアルツハイマー病と診断されるのでしょうか？

田平　武

脳シンチグラフィーでは少しの血流低下が青色，中くらいの低下が黄色，著しい低下が赤色といったように色で表示されるため，脳のどの領域でどの程度血流が低下しているかがわかるようになっています。アルツハイマー病では，病変が強い頭頂・側頭葉連合野や機能低下が強くみられる後部帯状回，頭頂葉楔前部などの血流低下が特徴的です。

　MRIではどこが萎縮しているかはわかりますが，どこの機能が落ちているかはわかりません。そこで脳の機能を画像で調べる方法がとられます。1つは放射性同位元素（放射能を持つ物質）で標識したFDG（フルオロデオキシグルコース）を静脈注射して，PET（positron emission tomography。陽光子断層法）という方法で画像化する方法です。これは大型で高価な装置を必要とするので，大きな施設でしかできません。もう少し簡便な方法は脳シンチグラフィーといわれ，やはり放射性同位元素で標識した物質を静脈注射し，SPECT（single photon emission computed tomography。単一光子放射断層撮影）という方法で画像化するものです。

　活発に脳が働いている部位は血流が多いので，元画像では放射能が高く，画像上赤く表出されます。脳機能が落ちている部位は血流も落ちるので，赤味の少ない画像になります。ただ，どこの部位の血流が

落ちているか細かいことを言うのは、専門家でも非常に難しいです。そこで統計画像解析という方法がとられます。

すなわち健常者のSPECT画像をたくさん撮り、1枚の平均した画像を作ります。その上に被験者の画像を重ね、被験者の血流が健常者より落ちている部位はコンピューターが計算して色付けして表示されます。血流が少し落ちている部位は青く、中くらいの部位は黄色く、著しく血流が落ちている部位は赤くといった具合に、色でその程度がわかるようになっています。典型的なアルツハイマー病の患者さんのSPECT画像を示します（図1）。

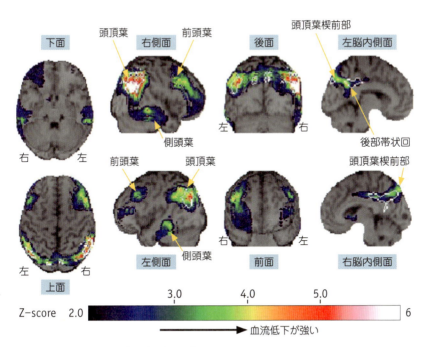

図1 アルツハイマー病のSPECT画像

血流が低下している部位が軽度の場合は青、中程度の低下は緑〜黄色、高度の低下は赤〜白で色付けして示されます。この症例は両側の頭頂葉、側頭葉、前頭葉、後部帯状回、頭頂葉楔前部に血流低下がみられ、典型的なアルツハイマー病のパターンを示します。

図でわかるようにアルツハイマー病の患者さんでは，頭頂・側頭葉連合野，後部帯状回，頭頂葉楔前部といった部位の血流低下が特徴的にみられます。これはアルツハイマー病が頭頂葉や側頭葉に病変が強く，また海馬と線維連絡のある後部帯状回の機能が落ちるからです。ちなみに，レビー小体型認知症では後頭葉の機能低下が，前頭側頭葉変性症では前頭葉と側頭葉の前のほうの機能低下が強いので，これらの部位の血流低下パターンが得られ，アルツハイマー病と鑑別することができます。

　なお，PETやSPECT検査に使用する放射能は少量で，短時間のうちに体から消えてしまいますので，安心して検査を受けることができます。

> コラム　かかりつけ医へのアドバイス
>
> ### 機能画像の有用性
>
> 脳画像はCTやMRIのような形態画像と，SPECTやPETのような機能画像に二分されます。伝統的に形態画像が普及しており，世間では「海馬に萎縮はないから大丈夫」などと，萎縮を強調した形態的な表現がよく使われています。ところが，形態画像ではっきりと萎縮がわかる程度になると認知症は進行しており，早期診断にはあまり役立たないことが知られてきました。あるいは逆に萎縮があっても認知機能が保たれている例も少なくはありません。そこで，早期診断には機能画像の有用性が浸透してきました。当初は熟練した放射線科医の名人芸による読影が行われていましたが，現在では統計解析画像の進歩により誰でも容易に所見をとることができるようになり，アルツハイマー病をはじめとする老年期認知症の早期診断がかなり高い精度で行われるようになっています。

Q12 両親ともに75歳前後にアルツハイマー病になり，80代で亡くなりました。アルツハイマー病は遺伝するのでしょうか？

I章 ◉ 診断編

田平　武

発病年齢は75歳前後とのことですので，ご両親の場合は遺伝性というよりおそらく加齢による老年期のアルツハイマー病でしょう。より若年で発病している場合は，遺伝因子を持っている可能性があります。たとえばアポE遺伝子の4型をもしご両親のどちらかあるいは両方が持っていると，アルツハイマー病になる確率は高くなります。一方で，共に生活されていたご両親から環境因子を受け継いでいる可能性もあります。

　ご両親の発病年齢が75歳前後ですから，老年期のアルツハイマー病と思われます。老年期に発病するアルツハイマー病は老化が最大の危険因子になっており，糖尿病や高コレステロール血症，脳血管障害などの生活習慣病も大きな危険因子になっています。このような場合は環境因子の影響が大きく，遺伝性はありません。親と子は生活を共にしている期間が長く，生活習慣も似たようなものになっているので，アルツハイマー病になりやすい生活習慣を持っていることが多く，そういう意味ではアルツハイマー病になりやすくなります（**表1**）。

　もう少し若い時に発病している場合，たとえば60歳代の後半から70歳代の前半に発病している場合は，遺伝的な危険因子を持っている可能性があります。遺伝的な危険因子としてはアポリポ蛋白E（アポE）が最もよく知られています。アポE遺伝子には2型［イプシロン（ε）2］，3型（イプシロン3），4型（イプシロン4）の3つがあり，3型

表1 アルツハイマー病の発症を促進ないし抑制する環境因子

	促進因子	抑制因子
素因	高齢（老化），女性	高学歴
生活習慣	過度の飲酒，喫煙	積極的ライフスタイル，運動習慣
社会性	無趣味，ひきこもり	社会参加，人との交わり，団らん
睡眠	睡眠不足，睡眠時無呼吸症候群，1時間以上の昼寝	よい睡眠，30分以下の昼寝
基礎疾患	糖尿病，高血圧，動脈硬化症，脳血管障害，頭部外傷	―
服薬	ベンゾジアゼピン系睡眠薬・抗不安薬	抗コレステロール薬，非ステロイド抗炎症薬
ストレス	過度なストレス	趣味，気分転換，深呼吸，よく笑う
カロリー	高カロリー，高脂肪食	カロリー控えめ，腹八分
食事	栄養の偏り	魚貝類，大豆，卵黄，発酵食品，黄緑色野菜，地中海料理，ポリフェノール，ビタミンE・C

を持っている人が大部分です。4型の遺伝子を持つと3倍くらいアルツハイマー病になりやすくなります。2型を持つとむしろアルツハイマー病になりにくくなるといわれています。

　ヒトの染色体は母から1つと父から1つをもらいますので，1対ずつあります。したがって遺伝子も2個ずつあります。アポE遺伝子が両方とも4型の場合，20倍くらいアルツハイマー病になりやすくなります。両親が仮にアポE遺伝子の4型を持っていて，その遺伝子を1個ないし2個もらったとすると，アルツハイマー病になる確率は3～20倍高くなります。今はアポE遺伝子の型は簡単に血液で調べられますので，どうしても気になる方は主治医に相談されるとよろしいと思います。たとえばMCBI社のMCIスクリーニング検査では，MCIの危険性とともにアポE遺伝子型を有料で調べてもらうことができます。費用は遺伝子型も含めると4～5万円です。

　ご両親の兄弟や叔父叔母など家系内にたくさんアルツハイマー病

を発病した人がおられると，遺伝性のアルツハイマー病である可能性が高くなります。一般に遺伝性アルツハイマー病は40歳代，50歳代で発病する若年性アルツハイマー病のことが多く，優性遺伝します。すなわち両親のどちらかが遺伝性若年性アルツハイマー病であった場合，子どもが発病する確率は2分の1です。遺伝性若年性アルツハイマー病の原因遺伝子としてはプレセニリン1という遺伝子が最も多く，だいたい40歳代で発病します。この他，50歳代，60歳代で発病する若年性遺伝性アルツハイマー病の原因遺伝子として，アミロイド前駆体遺伝子，プレセニリン2遺伝子などがあります。

　さて，結論的には，ご両親が75歳前後でアルツハイマー病を発病されている場合，遺伝因子あるいは環境因子を受け継いでおられる可能性があります。したがってアルツハイマー病を発病する可能性はほかの人より高くなりますので，認知症予防の生活習慣に改めるほうがいいでしょう。

I章 ● 診断編

Q13 この頃歩きにくくなり，トイレも近く尿が漏れるようになり，物忘れも出てきました。MRIで脳室が拡大しており，正常圧水頭症ではないかと言われました。これはどんな病気ですか？

田平　武

A

脳脊髄液は脳室で毎日作られて，脳表面や脊髄表面を循環しながら脳を保護しています。そして静脈から吸収されるようになっています。この産生量と吸収量のバランスが何らかの原因で崩れると髄液が脳室に溜まり，脳室が大きくなります。これが水頭症です。老化が原因の場合は徐々に起こってくるため圧の上昇もわずかです。このような病態が正常圧水頭症で，歩行障害，尿失禁，物忘れが特徴的な症状とされています。

　治ることのある認知症の1つです。ヒトの脳はいわば水に浮いており，この"水"というのは脳脊髄液（髄液とも言います）のことです。髄液は脳の真ん中あたりにある脳室というところで，毎日500mLくらい作られていると言われています。作られた髄液は脳室の出口から，脳表面あるいは脊髄表面に出てきます。脳の表面に出たものは脳のてっぺん（頭頂部）付近から，脊髄の表面に出たものは脊髄腔の一番下のほうから吸収され，静脈に入ります。髄液は作られる量と吸収される量が同じに保たれています。しかし，何らかの原因で作られるほうが多くなったり，吸収される量が少なくなったりすると髄液が脳室に溜まるので，脳室は大きくなってきます。これが水頭症です。

　水頭症は髄膜炎（脳の表面の膜の炎症）や，くも膜下出血の後遺症としてよく起こります。この場合は脳のてっぺんからの吸収が悪くな

るためで，そのために脳室の圧は高くなり，比較的急に水頭症が現れます。これに対し老化によって起こってくる髄液の吸収低下は徐々に起こってきますので，圧の上昇はないかほんのわずかです。このような病態を正常圧水頭症と言います。

　脳は頭蓋骨という閉鎖空間にありますから，正常圧水頭症では髄液が溜まることによって脳室が膨れると，頭蓋骨に脳が押し付けられるようになり，ちょうど脳を絞めつけたような状態になります。その結果血流が障害され，脳機能が落ちてきます。脳室が大きくなると脳のてっぺんの部分が一番強く押し付けられるようになります。ちょうどこの部位に歩行の中枢と排尿の中枢があるので，歩行障害と尿失禁が出てくるのです。歩行障害の特徴はチョコチョコ歩きで，よく転ぶようになります。また，脳全体が圧迫されるため，物忘れも出てきます。この3つの症状（歩行障害，尿失禁，物忘れ）が出ると，正常圧水頭症に特徴的な症状がそろうことになります。

　正常圧水頭症を診断するためにはCTかMRIで，脳室が大きくなっていることを確かめます（図1）。脳室の横幅と頭蓋内腔の横幅の比率が0.3以上になっていることが水頭症の診断の目安となります。通常頭蓋骨と脳のてっぺんには隙間があるのですが，正常圧水頭症では脳のてっぺんが頭蓋骨に押し付けられているので，この隙間がなくなるのが特徴的な所見となります。この他，シルビウス裂という側頭葉と前頭葉の間にある大きな裂孔が拡大し，脳の表面にポケット状に髄液が溜まった部位があちこちにみられるのも特徴です。

　正常圧水頭症を正確に診断するには，タップテストという検査を行います。腰に針を刺して髄液を30mLほど抜きます。抜く前後で認知機能，尿失禁，歩行障害の改善がみられるかどうかを調べます。1回で症状の改善がみられない場合，数回繰り返します。症状の改善がみられるときは，シャント手術という治療が行われます。

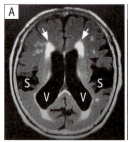 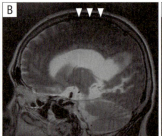 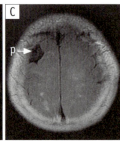

図1　正常圧水頭症のMRI

85歳女性。尿失禁，歩行障害（ヨチヨチ歩き），物忘れを訴えて外来を受診されました。MRIは典型的な正常圧水頭症の所見を示しています。

A：中央にハの字型に見える黒い部分が脳室（V）で，著明に拡大しています。またシルビウス裂（S）と呼ばれる脳の溝も著明に拡大しています。白矢印は深部白質の虚血性変化（血の巡りの悪いところ）を指します。

B：脳のてっぺん（頭頂部）が頭蓋骨に圧迫されている所見を示します（▽▽▽）。

C：脳のてっぺん（頭頂部）が頭蓋骨に圧迫されて脳の溝がよく見えなくなった所見と，ポケット状に髄液が貯留している所見（p→）を示しています。

　シャント手術は脳外科で行われ，局所麻酔のもと頭蓋骨に小さな穴をあけ，細いチューブの一方の端を脳室内に留置します。もう一方の端は皮下を通して腹腔または脊髄腔に留置します。こうすることで脳室に溜まった髄液が常時排出され，膨らんだ脳室がもとに戻り，脳の圧迫もなくなり，症状が改善するのです。

　正常圧水頭症は高齢者に多く，高齢者ですからしばしばアルツハイマー病を伴っていることがあります。認知機能の障害がアルツハイマー病によって起こっている場合は，シャント手術をしても認知機能の改善はあまり望めません。このような場合は正常圧水頭症であっても，手術が見送られることになります。

Q14 I章 ⊙ 診断編

30代から便秘に悩まされ，55歳頃から動作が鈍くなり歩きにくくなってきて，物忘れも出てきました。専門医に診てもらったところレビー小体型認知症と診断されました。これはどんな病気でしょうか？

田平 武

レビー小体という蛋白質の塊が神経細胞に増えることで神経の情報伝達がうまくできなくなるために起こる病気です。レビー小体が黒質など脳の特定部位に現れるのがパーキンソン病，より広範に大脳皮質に現れるのがレビー小体型認知症です。そのため，動作が鈍くなる，歩きにくくなるといったパーキンソン病とよく似た症状が出てくるのです。幻視を訴えたり，よく夢を見て体が動き出してしまったりなど，特徴的な症状があります。

　レビー小体型認知症は老年期に起こる認知症でアルツハイマー病，血管性認知症についで多い認知症です。パーキンソン病に伴った認知症の多くがこの病気です。55歳頃から動作が鈍くなり，歩きにくくなってきたとのことで，これはパーキンソン病の症状と思われます。

　パーキンソン病は非常に多い病気で，手が震える，動作が鈍くなる，前かがみになって歩幅が小さくなるといった特徴があります。これは中脳の黒質という部位にある神経細胞にレビー小体と呼ばれる異常構造物が現れ，神経細胞が死んでいくためにドパミンという神経伝達物質が減って起こる病気です。

特徴的な症状

　レビー小体はアルファ・シヌクレインという蛋白質が固まってできます。パーキンソン病では自律神経の神経細胞にもレビー小体が早く

から現れ，そのために若い頃から頑固な便秘症で悩んでいる人が多くみられます。レビー小体が黒質と自律神経の神経細胞にのみ現れたものがパーキンソン病です。それがさらに広がって大脳皮質の神経細胞にも現れたものがレビー小体型認知症です。ですからレビー小体型認知症の人にも頑固な便秘が若い頃からみられるのが特徴です。

レビー小体型認知症にはうつ病が合併したり，うつ病を以前に患ったことがある人が多いです。また，幻視を伴うことが多いです。幻視というのは実際には存在しないものが見えると訴える症状で，レビー小体型認知症では「小さな子どもが何人もいた」とか「可愛い三毛猫がいた」というように，見えたものを細かく描写することができる特徴があります。

また，よく夢を見るのも特徴です。夢を見て大声を上げたり，壁を叩いたり，突然起きて走り出したり，ベッドパートナーを殴ったりといった行動の異常を伴うことも多いです（Ⅱ章Q14，107頁～参照）。「悪い奴が出てきて襲いかかってきたので殴り返したら，妻を殴っていました」といったような表現をされることがあります。これはレム睡眠行動障害といわれます。

レビー小体型認知症の人は薬に敏感に反応されます。通常では出ない用量で副作用が出たり，少量で薬が効きすぎることがあります。このようにレビー小体型認知症の人には薬に対する過敏反応がありますので，特に精神に作用する薬には注意が必要です。また，レビー小体型認知症では，症状が日によって異なるという特徴もあります。今日はずいぶんはっきりしているなと思うと，次の日には人が違うのではないかと思うほどぼんやりとして，受け答えが悪いということがあります。これは一日の中でもみられ，午前中はぼーっとしており，午後になるとシャキッとするといった塩梅です（図1）。

レビー小体型認知症は症状に特徴があるので，診断は比較的容易で

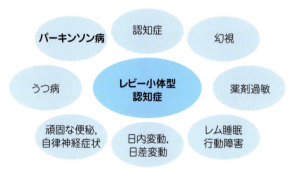

図1 レビー小体型認知症の特徴
レビー小体型認知症は様々な特徴ある臨床症候を示します。
（詳しくは本文参照）

す。MRIでは海馬の萎縮が初期には目立たないのが特徴です。また，SPECT検査では後頭葉の血流低下がみられるのが特徴です。レビー小体型認知症では自律神経の障害を伴うので，心臓神経の障害を心筋シンチグラムという方法でとらえることができます。

治療に使われる薬

　レビー小体型認知症の治療はドネペジルを3mgから症状を見ながらゆっくりと増量していきますと，認知機能の改善，幻視の軽減・消失が得られます。レビー小体型認知症の人の多くがアルツハイマー病も合併しておられるので，ガランタミンやリバスチグミンパッチを使うこともあります。パーキンソン症状にはレボドパやドパミンアゴニストが有効なことがあります。ドパミンアゴニストは副作用が出やすいですが，最近は副作用の少ないロチゴチンパッチという貼り薬があります。またゾニサミド（トレリーフ®）という薬も最近保険適応になりました。便秘に対しては繊維性の食物を多く摂るようにして，緩下剤を使用します。うつ病に対しては抗うつ薬が有効です。夢を見て大騒ぎする人にはクロナゼパムが有効です。

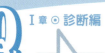

I章 ◉ 診断編

Q15 父は大酒飲みで毎日5合くらいの日本酒を飲み続けています。65歳頃から物忘れが顕著になり，新しい記憶が成立せず，そのせいか嘘をつくようになりました。これは認知症でしょうか？

田平　武

物忘れが顕著になったとのこと，取り繕いもあるようですから，1つはアルツハイマー病の可能性があります。そして，もう1つの可能性はアルコール性の脳障害です。その中には栄養障害が関係し，ふらつき歩行と幻覚を伴って急性発症するウェルニッケ脳症や，慢性に起こる認知症で，記憶障害を埋め合わせるために嘘をつくコルサコフ症候群があります。このタイプであることも考えられます。

　これは2つの可能性があります。1つは老年期の認知症になった可能性，もう1つはアルコール性の記憶障害ないし認知症です。

老年期認知症の可能性

　まず老年期認知症の可能性ですが，65歳頃から物忘れが顕著になったということですから，アルツハイマー病の可能性は否定できません。新しいことが覚えられないということですから，海馬の障害が強いと思われます。アルツハイマー病では取り繕いがありますので，嘘もしばしばつきます。まず病歴をよくとりMMSEやADASによる認知機能検査を実施して，記憶障害だけなのか他の実行機能なども障害があるかどうか，それによって生活が障害されているかどうかを調べます。認知症の可能性があればMRIとSPECTを行い，**I章Q10**（**28頁〜参照**），**I章Q11**（**32頁〜参照**）で述べたような所見がみられ

ればアルツハイマー病の診断が下されます。あるいはアルツハイマー病以外の他の認知症であることもあります。過度のアルコールはアルツハイマー病の促進因子です。

アルコール性脳障害の可能性

アルコール性の脳障害には3つあります。1つ目は急激に起こってお酒に酔ったようなふらふらした歩き方になり，物がダブって見え（複視），幻覚を伴うもので，ウェルニッケ脳症というものです。これはビタミンB_1欠乏によって起こるもので，急性期であればビタミンB_1の注射により急速に回復します。

2番目はアルコールの飲みすぎで血液中のナトリウムが低下し，意識障害を起こしている可能性です（低Na血症）。この低Na血症を急激に補正すると，大脳深部の髄鞘が融けてしまうことがあります（髄鞘融解症）。髄鞘というのは神経突起を覆っている鞘のようなものです。神経の情報は電気で伝えられるので，電線がショートしないようにビニールの鞘がかぶせてあるように，神経の突起にも鞘がかぶせてあるのです。この鞘が融けて電線が丸裸になるので，神経機能の障害が起こるのです。MRIを撮ると特徴的な所見から，診断することができます。治療により病気は回復しますが，ふらつき歩行や様々な高次脳機能障害の後遺症を残します。

3番目はウェルニッケ脳症のように急性発症せず，アルコール多飲者に慢性に起こる認知症で，コルサコフ症候群と言います。記憶障害が強く，それを埋め合わせるためにしばしば嘘をつきます。やはりビタミンB_1欠乏が関与し，低栄養のことが多く，てんかん発作を伴うこともあります。MRIを撮ると大脳，特に海馬と側頭葉が萎縮しています。断酒し栄養状態を改善し，ビタミンB_1を内服することで進行は止まることがあります。冒頭のような患者さんはコルサコフ症候群（アルコール性認知症）である可能性もあります。

このようにアルコールの多飲はアルツハイマー病などの認知症を誘発したり，それ自体で記憶障害の強い脳機能障害を引き起こします。あまり酒の肴を食べずにアルコールばかり飲む人，低栄養の人に多く起こります。酒は適量であれば百薬の長と言われますが，飲みすぎると記憶障害を起こしてきますので，酒はほどほどにしたほうがよろしいと思います。アルコール依存症になっている人は早めにアルコール外来のある病院を受診し，治療されることをお勧めします。

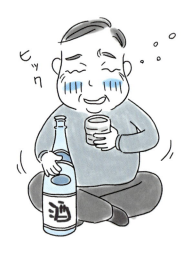

Q16 I章 ◉ 診断編

血管性認知症はまだら呆けと言いますが，これはどういう意味でしょうか？ アルツハイマー病と血管性認知症との違いを教えて下さい。

田平 武

脳の中には「言葉を理解する部位」などそれぞれの機能を司る部位が局在しています。そのため脳梗塞が多発して起こることが多い血管性認知症では，梗塞がある部位とない部位によって，機能が低下した部位がまだら状に存在することになります。また認知症の発病のしかたも急です。それに対してアルツハイマー病は，脳機能の障害は全般的で，いつのまにか発病して，ゆっくりと進行していきます。

まだら呆けとは

　まだら呆けは血管性認知症の特徴を表す言葉です。ヒトの脳機能にはいろいろありますが，脳の中ではそれぞれの機能を司る場所が局在しています（図1）。たとえば言葉を話す部位は前頭葉の下部，言葉を理解する部位は側頭葉の上部，空間を認識する部位は頭頂葉，記憶する部位は海馬と側頭葉，計画や判断を司る部位は前頭前野といった具合です。

　血管性認知症は脳梗塞が多発して起こることが一番多いのです。したがって，梗塞がある部位に関連した機能は落ちますが，梗塞のない部位の機能は保たれることになります。したがって，アルツハイマー病のようにいろいろな脳機能が均一に落ちるのではなく，良く保たれている機能と障害を受けて低下した脳機能がまだら状に混在するので，まだら呆けと言うのです。脳梗塞という急激に起こる脳病変が関

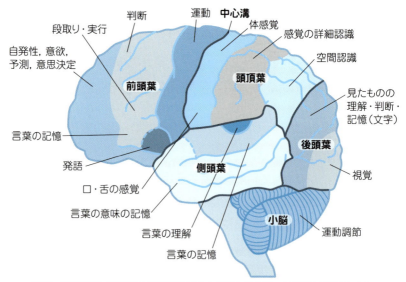

情緒，短期記憶，見当識などは側頭葉の内側にあるので，本図では見えていない。

図1　脳機能の局在

脳の機能は局在しています。多発脳梗塞性の血管性認知症では脳梗塞が起こった部位の機能が障害され，脳梗塞のない部位の機能は保たれますので，症状がまだら状になります（まだら呆け）。アルツハイマー病では障害が強く起こる部位とそうでない部位の濃淡はありますが，全体的に脳機能が低下します。言葉の意味の記憶は側頭葉の前端部に局在し，意味性認知症では優位側（右利きの人は左）の側頭葉前端部の萎縮が強く起こります。

　係するので認知症の発病も急で，また梗塞を起こすたびに悪くなるので階段状に悪化します。

　脳梗塞は前頭葉に起こりやすいので，自発性の低下，意欲の低下，判断力の低下，実行機能の低下などが起こりやすいです。また，失語症や手足の麻痺などの身体症状をしばしば伴っています。口や舌の麻痺があると発語が不明瞭になり，何を言っているかよくわからないような発語になります（構音障害）。記憶の領域に脳梗塞がない場合は，記憶機能が保たれていることが多いです。

血管性認知症とアルツハイマー病との違い

　血管性認知症は大脳皮質の多発性梗塞によって起こることが最も多いのですが，別のメカニズムによる血管性認知症もあります。脳の小動脈は脳の表面から垂直に入り深部まで血液を送っています。脳の深部まで遠く血液を送るためには，血管の弾力性により血管がポンプのように働く必要があります。動脈硬化によって動脈が弾力性を失うとポンプ機能が働かなくなって，血液を遠くまで運ぶことができなくなります。そうすると深部の白質が虚血状態になって，酸素不足，栄養不足から機能不全に陥ります。これは脳の小動脈に動脈硬化性の病変があるときに起こり（小血管病），認知症は徐々に発症し徐々に進行します。このような脳をMRIのフレア（FLAIR）画像で見ると，深部白質が真っ白く見えます。

　また，血管性認知症はたった1個の脳梗塞で起こることがあります。これは認知機能に特に重要な部位の梗塞によって起こります。このような戦略的な部位は角回，視床，海馬，帯状回，前脳基底部，内包膝部，内包前脚などです。

　これに対し，アルツハイマー病では脳機能の障害は全般的に起こります。それは脳病変が脳のほぼ全体に広がって起こるからです。発病も，いつとはなしに起こり，徐々に進行します。側頭葉や頭頂葉が特に強く障害されるので，記憶の障害（物忘れ）が特に強く，空間認識の障害が早期から現れます。空間認識の障害は時計が描けない，慣れた場所で道に迷うといった症状に現れます。

Q17 Ⅰ章 ◉ 診断編

父は「そこのスプーンとって」と言ってもスプーンの意味がわからないらしく，きょとんとしており，意味性認知症と診断されました。これはどんな病気でしょうか？

朝田　隆

A 脳の前方が障害を受ける認知症性疾患のうちの1つです。右利きの人では通常左側頭葉の前方に，獲得した言葉の意味が蓄えられるのですが，意味性認知症ではこの部位が選択的に障害されます。そのために最初は普段使わない言葉の意味から失われ，進行に伴って，ありふれた言葉の意味もわからなくなります。

　意味性認知症というのは，脳神経細胞が原因不明のまま死んでいくことを原因とする変性性認知症の1つです。このタイプの認知症性疾患は，脳の前方が障害を受けるか，後方が障害を受けるのかによって2つに大別されます。この意味性認知症は前者の代表であり，前頭側頭葉変性症と呼ばれるものの1つです。

　さて私たちヒトは，成長する過程で様々な言葉の意味を学んでいきます。獲得した言葉の意味は，右利きの人の場合には，普通は左側頭葉の最先端すなわち側頭極と言われる部分に蓄えられます（Ⅰ章Q16 図1，48頁参照）。この病気では不思議なことに脳の中でもこの部位が少なくとも当初は選択的に限局性に障害され（図1），ストックされていた言葉の意味を失ってしまうのです。

　たとえば，「利き手」「爪楊枝」といった日常生活の中でありふれた言葉の意味がわかりません。当初は難しいものからわからなくなりま

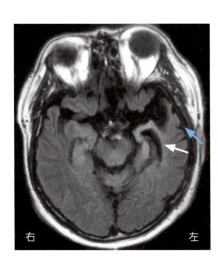

図1 意味性認知症のMRI
典型的な意味性認知症のMRI。右利きの人は左の側頭葉前端部に限局した萎縮がみられ（青矢印），そのために左の側脳室下角が拡大しています（白矢印）。

すが，進行するとともに，きわめてありふれたものまで何のことかわからなくなってしまいます。こうしたところから臨床的には，たとえば「利き手はどちらですか？」と聞かれたときの「利き手って何？」という応じ方が，きわめて特徴的です。

また一方で，諺の意味などもわからなくなります。たとえば，「サルも木から」と言って後を続けるように指示しても，「落ちる」という言葉が出てきません。またこの諺が何を意味するかを尋ねても，「だからサルが木から落ちることでしょう」と応じ，含蓄された意味が言えません。つまり「名人であっても失敗することがある」という本質的な意味を答えることができず，言葉をそのまま棒読み的に解釈してしまうところもこの病気の特徴です。

しかし残念なことに，現在のところ治療法や薬剤はありません。言語的なリハビリテーションも行われることがありますが，あくまで進行を遅くする程度の効力と思われます。

この病気の進行とともに，左脳から右脳に，また側頭葉のみならず前頭葉にも病変が広がります。それとともに言葉の障害だけではなく

全般的な認知障害が進んでいくのが普通です。それだけにある程度以上進むと，全般的な認知症に見えてきます。

　意味性認知症に限らず前頭側頭葉変性症では，ある程度進行すると，最初はどのようなタイプの前頭側頭葉変性症であったのかがわからなくなっていきます。また臨床的に大切なのは，この病気では自分が言いたいことが言えない，人の言っていることがわからないということで非常にフラストレーションが溜まりやすくなることです。そのため，うつになったり容易に怒りを発したりしてしまう人も少なくありません。この病気の方々への介護では，そのような当事者の気持ちをよく理解することが基本となります。

> コラム　かかりつけ医へのアドバイス
>
> **前頭側頭葉変性症の難しさ**
>
> 認知症の原因疾患に関して，前頭側頭葉変性症（FTLD）ほど複雑で理解しにくくなっている領域はありません。1980年代頃までは脳の後方型のアルツハイマー病に対して，前方型のピック病と，きわめて単純な分類で臨床医は考えていました。
> ピック病はピック嗜銀球という病理学的特徴が診断の決め手でした。しかし，症状的には反社会性を特徴とするピック病としか思えない症例でも，病理学的にはピック嗜銀球を欠いている例も少なからずあり，臨床医も病理医も診断に困っていた時代が続きました。その後，臨床および分子生物学的研究が進み，FTLDは「行動障害型前頭側頭型認知症（bvFTD）」「進行性非流暢性失語（PNFA）」，そして「意味性認知症（SD）」の3つに分類されています。加えて運動ニューロン疾患を伴う認知症，あるいは認知症を伴う筋萎縮性側索硬化症というタイプも知られています。しかし，分子生物学的あるいは病理学的診断と臨床的な特徴が1対1で対応しないところに，この病気の分類や診断の難しさがあります。

Q18 Ⅰ章 診断編

父は箸を逆さまに持ったり，いろいろな動作がぎこちなくなってきました。専門医に診てもらったところ，大脳皮質基底核変性症と診断されました。これはどんな病気でしょうか？

.... 田平　武

文字通り大脳皮質と基底核が障害される稀な認知症の1つです。基底核の症状として筋肉が硬くなる，動作が遅くなる，手が震えるなどのパーキンソン徴候が出てきます。大脳皮質の症状としては失行といって，ある動作や行為を指示されたときにその内容は理解できていて手や足などに麻痺はないのに思い通りに動かすことができなくなります。

　大脳皮質基底核変性症は高齢者に起こる稀な認知症の1つで，文字通り大脳皮質と基底核，特に黒質と淡蒼球に病変があります。60歳代で発病することが多く，若年性認知症の1つとなり，また難病に指定されています。原因はタウという蛋白質が固まってこれらの部位に蓄積し，神経細胞を傷害するために起こると考えられます。

　基底核というのは大脳の深いところにあり，ここが障害されるとパーキンソン徴候が出てきます。したがって，この病気はパーキンソン徴候を伴う認知症の1つということになります。パーキンソン徴候というのは筋肉が硬くなり（筋強剛），動作が遅くなり（動作緩慢），歩行が困難になり，姿勢反射が障害されてよく転ぶようになる，手が震えるといった不随意運動などが特徴です。また症状に顕著な左右差があります。

　大脳皮質の症状として特徴的なのが失行です。失行というのは手・

足・口などに麻痺はないのに思い通りに動かせない症状です。単純に動作がぎこちないもの（肢節運動失行）から，どうしてよいかわからないもの（観念運動失行）まで様々です。たとえば，「"おいでおいで"をして下さい」，「兵隊さんの敬礼をして下さい」といった単純な動作のまねを手ですることができません。また，「たばこに火をつけるまねをして下さい」とか，「卵を割るまねをして下さい」といったこともできません。冒頭の例のように箸を逆さまに持ったり，ぎこちない使い方をするのも失行であることがあります。「口笛を吹いて下さい」と言っても，どうしてよいのかわからず戸惑いを見せることがあります。

　失行のほかに感覚障害が現れることがあります。それも，"触った"とか"痛い"とかいった感覚はあるのですが，目をつぶらせて手に鍵や腕時計を握らせ「何ですか」と聞いても答えられません。また，手のひらや背中に簡単な文字を書いて「何ですか」と聞いても答えられません。こういう症状がみられるものを皮質性感覚障害と言います。これは，頭頂葉にある感覚の詳細認識に関わる部位の障害で起こります（Ⅰ章Q16 図1，48頁参照）。アルツハイマー病でも皮質性感覚障害はよくみられます。

　それから，「他人の手徴候」というのがあります。これは，感覚障害はないのに自分の手を目で見ないと，自分の手であると認識できないという症状です。また，手が自分の意志の制御下になく，意志に反した動きを示すことがあります。たとえば右手で何かしようとしたとき，通常左手は動かさないよう制御されていますが，左手が勝手に動いて右手を払いのけようとしたり，邪魔するような動きをする症候です。患者さんは「自分の手が邪魔だ」などと訴えます。

　これは作曲家のモーリス・ラベルがかかった病気だと言われています。作曲のイメージは湧いてもうまく曲を書くことができなくなったラベルは，同じ旋律を繰り返し使って見事な曲を仕上げました。これ

が有名な「ボレロ」という曲だと言われています。

　大脳皮質基底核変性症の診断は臨床的には容易です。画像も特徴があり，MRIでは運動野や感覚野に左右差のある萎縮があり，SPECTでその部位に血流低下がみられます。治療としてはパーキンソン徴候にレボドパが少し有効ですが一時的で，筋強剛が急速に進行します。手の運動や歩行のリハビリテーションも，現状の機能を少しでも維持するためのものとなります。

コラム　かかりつけ医へのアドバイス

大脳皮質基底核変性症と進行性核上性麻痺の鑑別

大脳皮質基底核変性症（CBD）の臨床的特徴は，左右差の強い四肢の失行，行動異常，失語，皮質性感覚障害，パーキンソニズムと認知症です。他人の手徴候は有名ですがそう多いものではありません。画像検査でも左右差の強い中心溝前後の萎縮と血流低下がみられるのが特徴で，脳波でも病変側優位に徐波化がみられます。

進行性核上性麻痺（PSP）の臨床的特徴は，核上性注視障害，パーキンソニズムおよび認知症です。初発症状はパーキンソン病に似ていますが，安静時振戦は稀で，すくみ足，姿勢反射障害，歩行障害，易転倒性が目立ちます。進行するにつれて，頸部の後屈を認め反り返った姿勢になります。随意的な上下方向の眼球運動が遅くなり，ついには下方視ができなくなります。想起障害と思考の緩慢を特徴とする認知症や注意力低下が出現してきます。進行すると構音障害や嚥下障害も出て，寝たきりになります。画像検査では中脳被蓋部の萎縮，脳幹部の萎縮，第三脳室の拡大が認められることが多いです。はじめはCBDの所見を呈し，進行するとPSPの所見も出現するPSP-CBS（PSP-corticobasal syndrome）という病態も知られています。

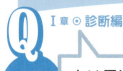

I 章 ◉ 診断編

Q19 夫は最近よく転ぶようになり，軽い物忘れも出てきました。専門医に診てもらったところ進行性核上性麻痺と診断されました。これはどんな病気でしょうか？

田平　武

パーキンソン徴候を伴う認知症の1つで，小刻み歩行となり転びやすい，運動緩慢などの症状がみられますが，進行すると眼球運動の障害が現れるのが特徴的で，意識的に目を上下に動かすことができなくなります。そのため首を後ろにそらせた姿勢をとるようになることもあります。

　進行性核上性麻痺もパーキンソン徴候を伴う認知症です。アルツハイマー病，大脳皮質基底核変性症などと同様にタウ蛋白が神経細胞内に異常に蓄積することが原因であるとされています。60歳代で発病することが多く，チョコチョコ歩きとなり，よく転びます。転び方もパターンと転ぶことが多く，顔面や後頭部を怪我することが多いです。筋肉が硬くなる筋強剛と，動作が鈍くなる運動緩慢などのパーキンソン徴候がみられます。眼球運動の障害，特に上下方向に目が動かないことが特徴です。そのためか首を後ろにそらせた姿勢をとることも特徴の1つに挙げられます（図1）。

　目を上下に動かすのは動眼神経核から出る動眼神経によって行われます。動眼神経そのものが障害されると目を上下方向に動かすことができなくなりますが，進行性核上性麻痺では動眼神経そのものは正常に保たれており，動眼神経核より上位の障害で麻痺が起こっています。その証拠に目の前にあるものを見つめたまま頭を前屈，後屈する

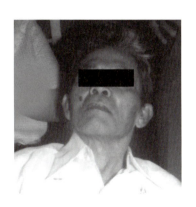

図1　進行性核上性麻痺の姿勢
進行性核上性麻痺では目を上下方向，特に下方に意識的に動かすことができないので，頭を後屈させた姿勢をしばしばとっています。これは頭を後屈させることによって，反射的に目を下に向かせようとするためではないかと考えられています。

と，目は上下に動くのです。つまり意識的に目を上下に動かそうと思っても動きませんが，物を見つめた状態で顔を上下することによって反射的に目は上下に動かすことができるのです。このような麻痺は動眼神経核より上位の障害で起こりますので，核上性麻痺というのです。このような病態が進行性に起こるという意味で，この病名がつけられました。この病気を発見した医師の名前をとってSteele症候群ともいいます。

　症状には偏りがあって，パーキンソン症状が強い症例，すくみ足が強い症例，眼球運動障害が強い症例，認知症が強い症例など様々で，眼球運動障害が強い場合，目を開くことも難しくなる方がいます。画像にはあまり特徴的な所見はありませんが，中脳の背側部（被蓋といいます）の萎縮がみられることもあります。

治療法

　治療として決まったものはありませんが，ドネペジル，ガランタミン，リバスチグミンなどのアセチルコリンを増やす薬のどれか1つと，ノルエピネフリンを増やすドロキシドパ（ドプス®），それにレボドパ・カルビドパ配合剤（メネシット®）などドパミンを増やすパーキンソン病の薬の三者併用療法が比較的よいようです（適応外使用）。しかし通常，病気は進行し，5年程で寝たきりになる人が多いようです。

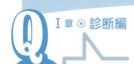

Q20 旅行中に突然姉がちんぷんかんぷんなことを言い出し，受け答えがおかしくなりましたが，2〜3時間で普通に戻りました。姉はその間のことをまったく覚えていません。専門医を受診し一過性全健忘と言われました。これはどんな病気でしょうか？

朝田　隆

いつもと違ってぼんやりして見えたり，受け答えが悪いといった状態が数時間から時に数日以上にわたり続いた後，元に戻りますが，本人はその間のことをほとんど覚えていません。原因としては脳内の血流異常によると考えられています。将来的に認知症や脳血管障害に進行する可能性は少ないと思われます。

　これはそう多くみられるものではありませんが，認知症の診断・鑑別上で専門医は知っておきたいタイプの一過性の認知機能障害を示す疾患です。また，高齢者によくみられるタイプのてんかんに似ているところがあります。つまり一見認知症であるかのような状態になりますが可逆性で，比較的短時間続くものの，そのうち元に戻るのです。

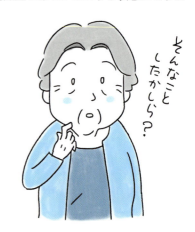

ここで示された例にみられるように，典型的には数時間から時に数日以上にわたって意識障害が続きます。しかしその間は，一見そう問題なく動作をしたりしゃべったりと，普通の生活に近い状態だとみられているのが一般的です。もっとも，何となくぼーっとしていて反応が悪いので，よく知った人には，「これは変だ，本来のこの人ではない」と思われるような状態がみられるのです。

　このような状態が通りすぎて，本来の健康な状態に戻っても，多くの場合当事者はこのときのことをほとんど覚えていません。いったいこの間自分は何をしていたんだ？と不思議に思ったり不安に感じたりすることが少なくありません。このような方々は，むしろ精神状態がおかしいのではということで救急外来に来られることが多いかもしれません。患者さんの訴えからMRIや心電図などにより意識障害の背景を調べる検査がなされますが，普通はこれといった異常が認められません。

　しかし経験豊かな放射線科医がいると，この一過性全健忘ではないかと疑って，SPECTなど脳機能画像検査がなされることがあります。そうした場合に，ようやく異常が発見されることが少なくありません。脳機能画像検査の結果から，一過性全健忘では，脳梗塞や脳出血といったメカニズムではなく，脳の自動調節能（autoregulation），すなわち脳内の血圧や血流を一定に保つメカニズムが一時的に障害され，脳灌流の異常が起こるのではないかと想定されています。一般的には，脳血流が低下することが多いのですが，時には脳血流が増加していることもあります。

　記憶の座とされる海馬あたりの血流異常が想定されるのですが，必ずしも海馬だけに血流異常があるわけでなく，他の様々な場所でも異常がみられることが少なくありません。なお症状が改善しても，脳機能画像的にこのような脳血流異常が残っていることも経験されます。

おそらくは月単位の比較的長い時間を経て，本来の血流状態に戻っていくものと推定されます。

　いずれにしても，このような一過性の障害を生涯において何度も繰り返す人は少ないようです。なおこの疾患が将来の脳血管障害や変性性認知症に結びつくのかどうかは，これまでのところはっきりしたデータはないようですが，経験的には，そうした進行は少ないと思われます。ご本人には，再発を心配しすぎないように説明されることが重要でしょう。

コラム　かかりつけ医へのアドバイス

一過性全健忘とてんかんの鑑別

一過性全健忘の診断の基本は，発作中の情報が目撃者から得られることが重要です。発作中にいわゆる意識障害はないので普通に会話や行動をしますが，前向き健忘が起こり，この間の記憶がまったくありません。神経学的局所徴候もありません。発作持続時間は20～30分から数時間と，てんかんよりずっと長いです。脳血管障害を除外することは重要であり，脳の画像検査に加え，血液検査を行います。脳波検査では通常，非特異的な異常しか認められません。

高齢者の特に認知症患者に多いてんかんは複雑部分発作です。発作の間，意識は部分的になくなり，今までしていた動作を止めぼーっとして，呼びかけても応答しません。口をモグモグさせたり手足に不自然な動きがみられることもあります。持続時間は数十秒から数分です。二次性全般化が起こると，全身をガクガクさせるような発作になることがあります。脳波で発作波を認めると診断できますが，発作間欠期には発作波を認めないことが多いです。

Q21 I章 診断編

父は認知症の治療を受けていますが，てんかんも合併しているとのことで，てんかんの治療薬も処方されました。父には意識をなくして全身が痙攣するような発作はありません。認知症のてんかんの症状の特徴と治療薬を教えて下さい。

朝田 隆

認知症の人が合併症として，あるいは認知症の症状に先立っててんかん症状を起こすことがあるとわかってくるようになりました。高齢者で多いてんかん発作は，短時間急に意識が遠のいてぼーっとしたり，一点を見つめて無意味な動作を繰り返したりするなどがみられる複雑部分発作です。普通は物忘れ発作や記憶の途切れを伴います。治療薬として，カルバマゼピンをはじめとする抗てんかん薬がかなり有効とされています。

　認知症とてんかんの関係は，近年注目されているとても大切な問題です。まず高齢者のてんかん性の疾患は，実は小児のてんかんよりも数が多いとわかっているのです。次に認知症の中の少なからぬ種類が，てんかんを合併します。特に昔からアルツハイマー病では2割くらいに，てんかんが合併するのではないか，逆に前頭側頭葉変性症については，このような合併が少ないとも言われていました。一方で，海馬硬化症といわれる病気で，てんかんとそれに呼応する記憶障害を特徴とするものもあります。また認知症の大体10％にてんかんが合併し，認知症の症状に先立っててんかん症状が出てくることも少なくないことがわかってきました。そのため認知症とてんかんの関係が重視されるようになったのです。

また臨床症状が重要となります。多くの方がてんかんというと，意識をなくして全身が痙攣する発作だと思っておられます。ところが高齢者に多いのは複雑部分発作と言われるタイプです。意識が急に短時間遠のき，周囲の状況がわからなくなる意識障害がみられる発作で，普通は記憶障害を伴います。しかし，意識障害中に倒れたり全身を痙攣させたりすることは稀です。

　たとえば，急に動作を止めてぼーっとすること（意識減損発作）や，フラフラと歩き回ったり手をたたいたりすることなどがみられます。また視線があらぬ方向を見つめ，口をモグモグさせる無意味な動作を繰り返す（口部自動症）などの特徴的な症状がみられます。こうした症状があまり目立たないという特徴から，周囲はてんかんだと気づかないのがむしろ普通かもしれません。

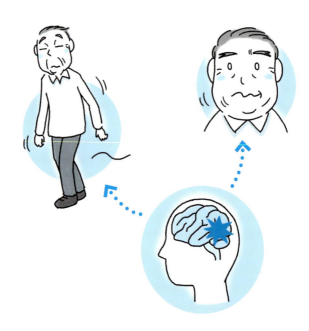

なお，この複雑部分発作がある人では，上記のような発作がないときでも記憶が悪くなったと感じていることが多いようです。これは他者から認識されるような発作レベルには至らないまでも，軽度の脳波異常を生じているためかと思われます。いずれにせよこのような人では，物忘れ発作を繰り返し，本人も記憶の途切れが何度もあると自覚していることが普通です。

　なお40～50歳代と比較的若年者でも，この発作だけを呈する人がいます。こうした場合に，本人も周囲も若年性認知症を疑っていることが少なくありません。基本は脳波異常を見つけることです。しかし検査してもこのような異常が見つからない場合も少なくないため治療的診断法として，以下に示すような薬物が投与されることもあります。

　治療はカルバマゼピン（テグレトール®）の100～200mgといった少量投与が基本になります。またこれで改善しない場合には，比較的新しい薬であるレベチラセタム（イーケプラ®）やラモトリギン（ラミクタール®）なども使われます。こうした薬剤はかなりの例で有効です。なお，これらの抗てんかん薬は，時に重度の皮膚症状などの副作用が生じることがありますので，異常を感じたら医師に相談なさって下さい。

Ⅱ章
治療と対応編

Ⅱ章 ◉ 治療と対応編

Q01 認知症を治す方法はありますか？ 軽度認知障害（MCI）の段階で処方できる薬はありますか？

田平　武

A 治療可能な認知症のタイプもありますが，アルツハイマー病やレビー小体型認知症などは，薬で多少症状を改善したり進行を遅らせたりすることができるのにとどまっています。MCIに処方できる薬はありませんので，処方する場合は認知症の診断を行って抗認知症薬を使うことになります。ただ，MCIから認知症に移行するのを防ぐ効果は確認されていません。

　認知症の中にはある程度治すことができるものがあります。正常圧水頭症が代表的な治療可能な認知症です（**Ⅰ章Q13，38頁〜参照**）。ある種の脳腫瘍も治療可能な認知症となります。また，貧血，甲状腺機能低下症などのホルモンの異常やビタミン欠乏などの代謝異常，感染症等による認知症も，ある程度治せる認知症となります。

　しかし，老年期に起こる大部分の認知症は，残念ながらほとんど治す方法はありません。アルツハイマー病やレビー小体型認知症では治すことはできませんが，症状を若干改善させたり進行を遅らせたりする薬はあります。アルツハイマー病の治療には，ドネペジル，ガランタミン，リバスチグミン，メマンチンなどが使われます。またレビー小体型認知症に対してドネペジルを使うことができます（**Ⅰ章Q14，43頁参照**）。その他の認知症病型にも，進行を止める薬はまだありませんが，対症療法としての投薬は試みられており，効果がみられています。

　認知症の予備軍である軽度認知障害（MCI）は認知症ではないの

で，この段階で処方する薬はありません。ドネペジルなどの薬を軽度認知障害（MCI）の段階で処方しても，認知症の発病が遅くなるという証拠はありません。そればかりかこれら認知症に対して使う薬をMCIに使うためには，認知症の診断をつける必要があります。認知症と診断されると自動車運転は禁止されます。MCIでは自動車運転は可能です。うかつに薬は飲まないほうがいいでしょう。

MCIの段階では予防に努めるしかありません。予防法としては運動，栄養，脳トレーニング，社会参加，趣味活動，よい睡眠，生活習慣病の改善など生活習慣の改善が主であり，栄養の中にはサプリメントも含まれます。詳しくは後述します。

コラム　かかりつけ医へのアドバイス

MCIに抗認知症薬を投与する/しない

軽度認知障害（MCI）の概念が行き渡った結果，最近ではMCIの人あるいはそれ以前の人が専門クリニックを受診する機会が増えています。そして神経心理学検査や脳画像など精緻な検査によって，こうした早期状態にあるとわかった方々も当然増えています。そこで問題になるのは，こうした人たちにどう対応するかです。

実際には2つのタイプに分かれると思います。

1つは，適応はないけれども，ドネペジルなど現在使われている抗認知症薬を使おうという考え方です。しかし，これは実はあまりお勧めではありません。現在アルツハイマー病に適応を持つ薬剤が4剤ありますが，MCIの人に対するこれらの薬による試験が行われた結果，残念なことにどれ1つとしてMCIからアルツハイマー病に進行するのを抑えたという結果を示したものはないのです。

もう1つの対応は，この状態に対する治療薬はないので，運動や食事に気をつけるなど日常生活の中で予防に努めてほしいという指導です。1年経って再び受診されると明らかに認知症になってしまっていたという例は少なくありません。しかし，たとえそうであっても，確立した予防法がない以上，運動の習慣があること，そして好奇心が強いこと，ある種の食品をよく食べることなどがMCIから認知症に進み難いいくつかの要素であるという研究報告をもとに，丁寧な生活の指導をやってみるしかないのではないでしょうか。

Ⅱ章 ◉ 治療と対応編

Q02 アルツハイマー病の治療薬の使い分けはどうなっていますか？

田平　武

脳のアセチルコリンを増やす作用がある3つの薬のうち，ドネペジル（錠剤，細粒，ゼリー）は脳の活性化を促すのでアパシーに，ガランタミン（錠剤）は行動・心理症状（BPSD）を伴っている人に，リバスチグミン（貼り薬）は生活機能の障害が主にある人に，それぞれ効果があります。またメマンチン（錠剤）は，BPSDでも特に興奮や攻撃性のある人に効果を発揮します。

　アルツハイマー病では脳のアセチルコリンが減っているので，まず脳のアセチルコリンを増やす薬を使います。これらは，①ドネペジル塩酸塩（以下，ドネペジル。アリセプト®），②ガランタミン臭化水素酸塩（以下，ガランタミン。レミニール®），③リバスチグミン（イクセロン®パッチ，リバスタッチ®パッチ）で，その中から1つを選んで使います。患者さんの中にはどれを使っても一緒だと思っておられる方もいるかもしれません。それぞれの薬には特徴がありますから，うまく使い分ける必要があり，ここは医者としての腕の見せ所です。

　①ドネペジルは脳の活性化を強く起こす薬で，アパシーという症状を持つ患者さんにとてもよく効きます。アパシーというのは何事にも無関心，無感情，無気力で，一日中ぼーっとしている症状です。こういう患者さんにドネペジルを処方すると，目が覚めたように活性化します。反面，活性化しすぎて興奮したり夜中に出かけたりして，かえって介護に手がかかるようになることがあります。

　ドネペジルは3mgの錠剤1錠を1日1回朝食後に服用し，通常2週

間様子を見ます。副作用がなければ5mgの錠剤1錠として維持します。重度になると10mg錠にすることができます。ドネペジルは半減期（薬が吸収されて血中濃度がピークに達してから半分の濃度に下がるまでの時間）が長いので，1日1回の服用ですむ利点があります。反面，副作用が起こった場合は服用を止めても血液中から消えるのに1～2週間かかりますので，副作用からの回復に時間がかかる欠点があります。ドネペジルには細粒やゼリーもあるので，錠剤が飲めない人，嚥下障害のある人にはおすすめです。先発品はアリセプト®ですが，ジェネリック品がドネペジルという名前で出ています。

②ガランタミンは行動・心理症状（BPSD）に対する改善効果がよくみられますので，はじめからいろいろなBPSDを伴っている人にはガランタミンを選択します。また，海外ではガランタミンは血管性認知症に対する適応がありますので，アルツハイマー病を合併している血管性認知症の場合もガランタミンを選択します。

ガランタミンは4mgの錠剤を1日2回，朝食後と夕食後に服用します。副作用がなく効果が不十分なときは，1カ月後に8mgの錠剤に上げることができます。それでも効果が不十分なときはさらに1カ月後に12mgの錠剤に上げることができますが，効果が十分であるときは4mgの錠剤あるいは8mgの錠剤で維持してもかまいません。半減期が短いので副作用が起こっても服用を止めれば半日で血中から消えてなくなるのは長所ですが，1日に2回飲まなくてはなりませんので飲み忘れも増えます。しばしば飲み薬を口に含んでいて，介護者がいなくなってからペッと吐き出してしまう人もいます。ですから介護負担が増える欠点があります。

③リバスチグミンは生活機能の改善効果に優れています。料理をしなくなった，ゴミ出しをしなくなった，趣味のことをしなくなった，といった生活機能の障害が主にある場合，リバスチグミンを選択しま

す。リバスチグミンは貼り薬としての利点もあります。胃腸に対する副作用が少なく，1日1回貼り替えるだけなので介護負担も少なくてすみます。嚥下障害や拒薬のある人にも使うことができます。高齢者では既に多くの薬を服用している人が多いですが，このような人にはリバスチグミンは比較的安心して使うことができます。

　リバスチグミンパッチ（イクセロン®パッチ，リバスタッチ®パッチ）は4.5mgからスタートし18mgまで1カ月に4.5mgずつ増量する方法と，9mgからスタートし1カ月後に18mgにする方法があります。筆者は薬のさじ加減を大事にするほうですので，4.5mgから開始し，ゆっくり増量する方法をとります。増量も18mgまで自動的に上げる必要はありません。効果が十分であれば9mgあるいは13.5mgで維持してもかまいません。皮膚のかぶれを防ぐために貼る部位をその都度変え，スキンケアを十分に行います。

　これら3つの薬には，アセチルコリンエステラーゼというアセチルコリンを分解する酵素を抑えることによって，脳のアセチルコリンを増やす作用があります。脳にはブチリルコリンエステラーゼという酵素もあって，アセチルコリンを分解してしまいます。アルツハイマー病の脳ではブチリルコリンエステラーゼが増えており，アセチルコリンがいっそう少なくなっています。リバスチグミンは他の2剤にはないブチリルコリンエステラーゼも抑える作用があるので，アセチルコリンを増やす効果はいっそう強いものがあります。しかし，皮膚のかぶれ（パッチ疹）を起こすことがあるのが最大の欠点です。

　アルツハイマー病ではBPSDも治療の対象になります。幻視などは上記の3つの薬によってアセチルコリンを増やすだけで消えることがあります。漢方薬の抑肝散は不眠症に適応のある薬ですが，BPSDに対してもよく効きますので，軽症例から使える利点があります。

　中等症になると④メマンチン塩酸塩（以下，メマンチン。メマリー®）

が使えるようになります。メマンチンは脳の過剰なグルタミン酸を抑える作用があり，いろいろなBPSDを改善する効果をもっていますが，特に興奮や攻撃性のある人によい効果を発揮します。

　④メマンチンは5mgの錠剤1錠を1日1回朝食後または夕食後に服用します。副作用がなければ1週間に5mgずつ増量し，20mgで維持します。メマンチンは眠気を強く起こすので，眠気が出たら夕食後の服用とし，少量で維持します。メマンチンは腎臓から排泄されるので，腎機能の低下した人も少量で維持します。

以上をまとめて表1に示します。

抑うつ症状には抗うつ薬を，強い妄想には抗精神病薬を選択しますが，詳細は成書をご参照下さい。

表1　アルツハイマー病治療薬の使い分け

薬の名称	剤形	推奨対象	利点・欠点
ドネペジル	錠剤 細粒 ゼリー	軽〜重度のアルツハイマー病 レビー小体型認知症 1日中ぼーっとして何もしない人 嚥下障害のある人にはゼリー	●1日1回の服用でよい ●興奮，イライラ，不眠が出る人がある ●副作用出現時，回復に1〜2週間かかる
ガランタミン	錠剤	軽〜中等度のアルツハイマー病 BPSDが強い人 血管性認知症合併例	●副作用出現時，回復が迅速 ●1日2回の服用が必要で介護負担増
リバスチグミン	貼り薬	軽〜中等度のアルツハイマー病 生活機能障害の強い人 多剤服用の人，嚥下障害の人，拒薬の人	●1日1回の貼り換えでよく，介護負担が軽い ●胃腸障害が少ない，多剤服用者に安心 ●ブチリルコリンエステラーゼも阻害するので効果が強い ●皮膚症状が最大の欠点
メマンチン	錠剤	中等度以上のアルツハイマー病 BPSD，特に興奮性が強い人	●腎機能障害の人では減量 ●ふらつき，眠気が出ることがある ●興奮を抑えるが逆に興奮を増強することもある

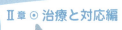

母はアルツハイマー病と診断され，パッチ薬が処方されました。はじめはよかったのですが，サイズが大きくなると赤い斑点ができて痒がるようになりました。パッチを貼った痕が胸や背中にたくさん残っており，かわいそうな気がしますが，続ける意味はありますか？

……………………………………………………………… 田平 武

赤い部分がパッチと同じサイズで痒みも軽ければ，接触皮膚炎です。この場合は，サイズをいったん落としてステロイド軟膏を塗り，赤み・痒みが軽くなれば，また継続することができます。一方，赤い部分がパッチより大きく，じゅくじゅくしていたり痒みが強い場合はアレルギー性ですので，パッチ薬はやめて他の飲み薬に変えて下さい。

　前述の通り（Ⅱ章Q02，68頁〜参照），アルツハイマー病の薬はどれでもいいというわけにはいきません。主治医は「この方にはこのパッチが一番よい」と判断して出されていると思います。しかし，赤い斑点があちこちにできて痒くて仕方ないと患者さんが訴え，介護者は見ていてかわいそうに感じることがあるのも事実です。

　皮膚の赤い斑点には2種類あって，1つは接触皮膚炎という湿疹です。パッチのフィルムがプラスチックの膜でできているため，どうしても蒸れて湿疹ができてしまいます。おむつかぶれと同じです。このときは赤い斑点はちょうどパッチのサイズに一致した円形をしており，皮膚の盛り上がりなどはありません。数日で消えるのが普通です。

　もう1つはパッチの薬剤あるいは接着剤にアレルギー反応を起こし

ている場合です。この場合は赤い部分がパッチの範囲を超えて広がり，赤い部分が盛り上がったり，じゅくじゅくしたりします。この場合はこれ以上続けられませんので，すぐに他の薬に変更します。

接触皮膚炎の場合はパッチ疹を減らす努力をしてみます。はじめは大丈夫だったという場合には，いったん大丈夫であったサイズに落とします。貼る部位は左右交互に，また上下を変えて，必ず違う部位に貼ります。そして赤くなった部分にベタメタゾン吉草酸エステル（リンデロン®-V軟膏）というステロイドの入った軟膏を塗り，赤みと痒みをできるだけ早くとります。

高齢者の皮膚は皮脂が不足し乾燥しているため接触皮膚炎が起こりやすくなっているので，皮膚の保湿に努めます。すなわちパッチを貼った後，胸や背中などにヘパリン類似物質（ヒルドイド®クリームあるいはローション）をたっぷり塗っておきます。ヘパリン類似物質には皮膚を保湿する効果があり，保湿するとかぶれにくくなります（図1）。このようにしてパッチによるかぶれが軽くなり耐えられるようになったら，サイズを少しずつ上げていきます。

パッチのサイズは最大18mgまで自動的に上げていく医師もいますが，その必要はありません。だいたい9mgのパッチと5mgのドネペジルが等価であるといわれます。ドネペジルは5mgで維持しますので，パッチの場合効果が十分出ていれば9mgで維持してもかまいません。そのほうがかぶれにくく，パッチによる治療を長続きさせられます。2019年8月頃から，かぶれにくい製剤に変わります（基剤変更）。以上のようにしてもかぶれて痒い場合は続ける意味はありません。他の飲み薬に変えるべきです。

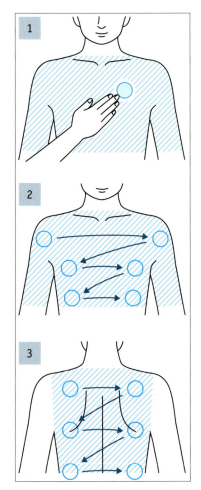
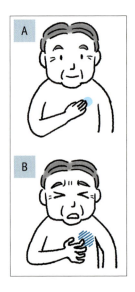

図 1 パッチ剤使用のためのスキンケア

パッチを貼ったらパッチを貼る部位全体（図の斜線部位）にヘパリン類似物質〔ヒルドイド®（軟膏，クリームまたはローション）〕をたっぷり塗ります（ 1 ）。パッチは同じ場所に貼るとかぶれやすいので，上下左右を変えて貼り，貼った後，同様にスキンケアを毎日行います（ 2 ， 3 ）。

パッチを貼った部位が赤くなることがありますが，赤い部分がパッチと同じ大きさで痒みも軽ければ接触皮膚炎です（ A ）。パッチのサイズをいったん少し落とし，ベタメタゾン吉草酸エステル（リンデロン®-V軟膏）などのステロイド軟膏を赤い部位に塗ると，赤みが早くとれ痒みも軽くなり，パッチを継続することができます。パッチ疹の赤み・痒みが軽くなったら，パッチのサイズをまた少しずつ大きくしていきます。パッチの大きさを超えて赤くなり，赤い部分が盛り上がったり，じゅくじゅくして痒みがひどい場合はアレルギー性ですので（ B ），パッチはやめて他の飲み薬に変更します。

Q04 Ⅱ章 治療と対応編

母が認知症になり、ついに来るべきものが来たという気がしています。これから長い付き合いになると覚悟していますが、認知症の人に対する介護者の基本的な接し方を教えて下さい。

朝田　隆

A これまで接していたお母さんからは予想もできなかったような理解しがたい言動がみられても、驚かないことです。基本は「否定しない」「命令しない」「褒める」です。ご本人が深いところで感じている焦りや悲しみをわかってあげましょう。

　認知症の人においては、それまでのその方をよく知っている人にとっては理不尽に思えることや信じられないようなことが目の前で次々に起こっていきます。

　そうした場面で周りがびっくりした感情を表すと、当事者は「なんでそんなことを言うの？ どうしてそんな態度をとるの？」と反応します。それだけで介護者は腹も立ち、辛くなってしまいがちです。この場面では、よく言われる「認知症の人の言うことを否定してはならない、あるいは命令してはいけない」というアドバイスが役立ちます。

　また認知症の人の特徴として、自分の物忘れを自覚していない（病識がない）ことがあります。これもある意味当然かもしれません。というのは、忘れた瞬間に指摘されればそれに気づいても、悲しいことに、しばらくすると「忘れていると指摘されたこと」を忘れてしまいます。ですから、いつまでたっても、自分が物忘れするという本当の意味での自覚や病識は生まれません。ところが不思議なことに、「どうも今までの自分ではないようだ、変だ」と、頭をよぎる本能的な直感を

多くの方々が持っていらっしゃるようです。

　そのため，自分の失敗を指摘されたり注意されたりすると，最初は穏やかに聞いているようでもすぐに"キレて"しまうのも無理はありません。つまりご本人には，表面はともかく，本当は深い意味での焦りがあることを理解する必要性がありそうです。つまり「否定しない」という言葉の意味は，この焦りを刺激して，傷口に塩を塗るようなことをしてはならず，逆切れさせるだけであるという意味です。できるだけ納得した気持ちになるように導きます。なかなか難しいでしょうが，まずはこのような事実を理解して下さい。

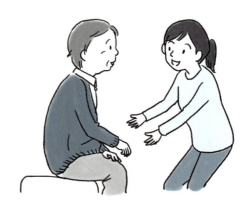

　その上で，皮肉がこもった褒め殺しであってもよいので，注意したくなる気持ちを褒め言葉に切り替えるというのはとても有効です。ご本人にも，これは褒め殺しだとわかっても，やはり褒め言葉というのは気持ちがいいのです（図1）。

　一方，そんな心にもないことを言うと，介護者自身が余計に腹が立ってしまうかもしれません。こんなときには，自動車に乗ってドアを閉め1人だけになって大声で叫んでみる，あるいは安物の食器を思い切り割ってみるなど，溜まりに溜まったフラストレーションを発散する手もあるでしょう。

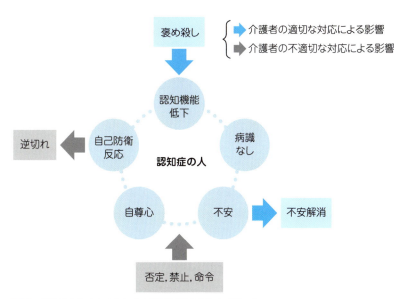

図1 認知症の人に対する介護者の基本的な接し方

認知症の人は認知機能の低下により色々なことがうまくいかないことに気づいてはいるのですが，病識がないためになぜなのかわからず，とても不安な状態にあります。この状態は自尊心によってかろうじて支えられています。こういう状態のときに介護者が否定したり，禁止したり，命令したりすると逆切れ状態になり，介護者との関係が壊れてしまいます。褒め殺しは自尊心をくすぐり不安が解消することで，介護者との関係が良くなります。

言うまでもなく，2人がずっと一緒にいると，フラストレーションは溜まる一方です。認知症の初期から介護保険のサービスを利用して，ご本人のみならず介護者も，今日行くところ，今日の用をつくる試みをして下さい。認知症介護は長期戦です。それだけに，基本となるこの対応法は長期的にみるときわめて大切なものです。

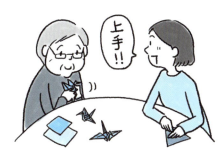

Q05 Ⅱ章 治療と対応編

認知症の母は同じことを何度も何度も聞きます。はじめは優しく対応していたのですが，さすがに私もイライラして"キレて"しまいます。どう対応したらよいですか？

朝田 隆

お悩みはよくわかりますが，お母さんにそのような行動を完全にやめてもらうのは難しいです。まず「大声を出す」「急かせる」「聞こえないふりをする」ことは避けましょう。その上で，あなたが答えた内容を紙に書いて持っていてもらう，何度も尋ねてきたら他の話題に関心をそらすように工夫してみる，などを試されてはいかがでしょう。

　確かにこれは大変ですね。優しくしたくても，そうはいかなくなるお気持ちがよくわかります。認知症になるとみられる特徴的なことの1つは，自分が気にしていることは忘れないのに，本当はどうでもいいと思っていることはすぐに忘れてしまうということがあります。反対に，聞きたいことはとても重要で何度も尋ねるのに，回答してもらったことは容易に忘れてしまいます。こうした特徴により，介護者が悩んでいらっしゃるようなことが起こりがちになります。この対応はなかなか難しいところです。このようなことを完全になくすのはとても困難と思われます。

　しかし基本として，「また忘れたの，さっき言ったでしょう」とか，「何度も同じことを聞かないで」と大声で言ったり，あるいは聞こえないふりをしたりするのはできるだけ避けたいものです。

　好ましい1つの対応方法として，介護者の回答を紙に書いてご本人

に持っていてもらうか，あるいは，それをご本人の目の届きやすいところに貼っておくという方法があります。また尋ねられたら，「その紙に書いてあるから読んでごらんなさい」と答えるのです。

2つ目の方法としては関心の対象を置き換えることです。たとえば，患者さんご自身が次回病院を受診する日時を気にしているものと仮定します。もしそうなら，病院に関係していて患者さんにとって楽しい話題に置き換えてみるのもいいかもしれません。たとえば病院の近所のお気に入りのレストランでお昼を食べること，病院の近くにあるデパートやお菓子屋さんに寄って帰ることなどを話題にしてみましょう。

もっとも，認知症が進むと，介護者の気持ちや思惑とはまったく関係なく，それしか頭にないという状態になります。そうしたときに理屈で対応しても，解決はとても困難だと思います。こんな場合には，好物のお菓子を出して気分をそらすという手が有用かもしれません。またご本人の好きなテレビ番組をつけてあげたり，ご本人の愛読書を差し出してみたりするのもよいでしょう。

それでもだめなら，旧友や幼馴染みなど，患者さんご本人が好きな人物にお願いして来てもらい，しばらくの間，話し相手をしてもらうのも効果的かと思われます。そして，無視はしないものの，自分のことに専念するようにします（表1）。

対応策はとっさに思い出せないことがありますので，あらかじめ計画を立てておくとよいでしょう。いったん気になり始めたら，いくら頭に入らなくても，執拗なくらい質問を繰り返します。そこでは言い聞かせよりも，「わかった気になってもらう」ことがポイントです。

表1 同じ質問の繰り返しに対する対応

好ましい対応	避けたい対応
●本人に答えを書いてもらい，貼っておく ●話題を他に置き換える ●お茶やお菓子の時間にして気分をそらす ●アルバムなど好きなものに注意を向ける ●親しい友人の助けを借りる ●対応策の計画を立てておく ●無視はしないものの，自分のことに専念する	●大声で言う，急かせる 　例：「さっき言ったでしょ！」 　　　「同じことを何度も聞かないで！」 ●聞こえないふりをする

認知症の人は物忘れと不安のために，同じことを何度も聞いてきます。そんなとき「さっき言ったでしょ！」と大声で言ったり，急かしたり，聞こえないふりをしたりするのはやめましょう。好ましい対応を列挙しましたので，参考にして下さい。

Ⅱ章 ◉ 治療と対応編

Q06

母がアルツハイマー病の初期と診断されました。この先どのような経過をたどるのでしょうか？ なるべく自宅で介護したいのですが，どのような状態になったら施設にお願いしなければならないでしょうか？

.... 朝田　隆

経過は物忘れが出てくる初期，暴言・徘徊など行動・心理症状（BPSD）が出てくる中期，認知機能の障害が進み，生活にも全面的な支援が必要になる後期，のように分けられます。アルツハイマー病ではこれらの経過が年単位でゆっくりと進んでいくと考えて下さい。

施設入居のタイミングは，ご家族それぞれのご事情により一概には言えませんが，やはりBPSDが激しくなったりしてご家族では対応しきれなくなったときが多いようです。

　アルツハイマー病の診断を受けられると，まだ解決の見通しが立たない疾患だけにそのショックはとても大きいことと思います。これからの人生を考えるときのご不安はいかばかりかとお察しします。将来的な施設入居のタイミングまでを考えていらっしゃることに，ご心配ぶりが集約されていると思います。

　もっとも，あまり心配されすぎるのもどうかと思うところもあります。というのは，アルツハイマー病というのはそんなに速く進行して悪化するものではありません。簡単に言えば，「去年の今頃にはこうしたことができたのに，今はこれができない」，あるいは，「去年はこんなことはなかったのに，今はこうした症状がある」といった具合です。

つまり年単位で振り返ったときに、その変化に気づかれる程度のものです。診断を受けた半年後に、尿・便失禁となったり、昼夜逆転するといった激しい症状が現れるわけではないのです。

認知症の経過

これまで認知症の経過は、初期、中期、後期の3期に分けて考えられてきました。しかし最近では早期診断・早期対応の視点から、前駆期いわゆる軽度認知障害（MCI）の時期が注目されています（表1）。これは、物忘れ（特に新たに覚えられないこと）はあってもその他の認知機能には特に問題がなく、生活面でも自立していてまだ認知症とは言えない時期です。

表1 認知症の病期分類

病期	概要
前駆期	いわゆる軽度認知障害（MCI）の時期。物忘れはあるがまだ生活は自立しており、認知症とは診断されない時期
初期	物忘れのために生活に支障をきたし始めるものの、日常生活に大きな問題はなく、周囲の援助や自分の工夫で生活の自立ができる状態
中期	認知機能の障害は全般に及び、生活にも障害が目立ってくる。またBPSDと呼ばれる行動・精神面における異常症状が出てきて、介護者が大変になってくる時期
後期	認知機能障害がさらに進むと同時に、身体面でも障害が現れて様々な身体的なケアが必要になってきて、生活に全面的な支援が必要になる時期。BPSDはむしろ目立たなくなる

認知症と診断されるポイントは、認知機能障害による生活上の支障があることです。認知症の症状は三次元で考えることができます。第一軸は物忘れなど認知機能の障害に基づく症状です。第二軸は妄想や幻覚など以前には周辺症状と言われた行動・心理症状（BPSD）です。第三軸は着替え、入浴、トイレ、服薬など生活機能の障害です（図1）。

認知症の初期とは、物忘れが出てきたために生活に支障をきたしはじめた状態を言いますが、生活に大きな問題はなく、周囲の援助や自

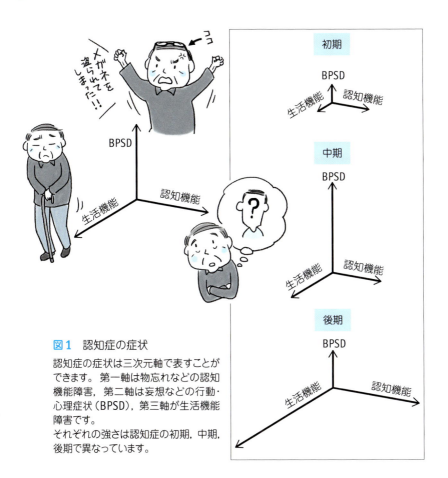

図1 認知症の症状
認知症の症状は三次元軸で表すことができます。第一軸は物忘れなどの認知機能障害，第二軸は妄想などの行動・心理症状（BPSD），第三軸が生活機能障害です。
それぞれの強さは認知症の初期，中期，後期で異なっています。

分の工夫で日常生活の自立ができる状態です。

　中期になると認知機能障害は全般に及び，生活にも障害が目立ってきます。またBPSDと呼ばれる行動・精神面における異常症状が出てきて，介護者が大変になってくるのはこの時期です。たとえば，暴言・暴力や徘徊など介護者にとって最も困難な問題は，この時期に最も顕著になります。

　後期になるとこうした症状が進むのと同時に，身体面でも障害が現

れて様々な身体的なケアと、生活に全面的な支援が必要になります。当初のBPSDは体力の低下のためにしだいに目立たなくなり、夜間の大声や便こねといった不潔行為等に替わってきます。身体的には肺炎や尿路感染症など様々な疾患を合併し、しだいに衰弱が深まってゆく時期です。

入所に適切な時期

　さて入所の時期ですが、これには様々な要因が絡むと思います。まずはご本人の認知機能、行動障害あるいは生活能力のレベル、次にご本人を援助するご家族の介護力、つまりマンパワーという面もあります。

　段階的に考えると、まずは1人暮らしが危険になってきたときです。たとえば、家事や施錠の問題があります。火のつけっ放しや鍋焦がし、あるいは鍵をかけずに出て行くことが重なるようなことです。

　次に食事がきちんと食べられるかどうか、それと合わせて買い物の能力なども問題になってきます。また薬の飲み方では、単に忘れるだけではなく、必要以上に服用するようなことも問題です。

　さらに排泄の問題も重要です。大小便の失禁が重なり、それをうまく処理できないとなると、日常生活に影響が出てきます。もちろん日常生活機能が衰え、歩くこと、食べることなど基本的な動作が困難になると、在宅生活が継続できないことは言うまでもありません。

　いつになったら施設に入らなければならないというルールはありません。しかし経験的には多くのご家族は、次のようなときに施設入所を決定されると思います。1つにはBPSDと言われるような行動や言動面での障害が目立ってきて、家族には対応がとても困難になる時期です。あるいは大小便の失禁が頻繁で、食事も介助が必要、さらに床ずれが著しいといった状態になり、嚥下訓練や皮膚科的処置をはじめとする医療的なケアが必要になる時期です。

　ご自宅でできるだけ長期にケアを続けてあげたいという考え方は、

本当に理想的なものと思います。しかし，以上のようなこと，また家族・親族で本当にできそうな支援等をお考えになりながら今後のことを決めて下さい。

　また大切なことは，介護保険によるデイサービスなどのサービスをできるだけ早くから利用することです。ご家族によっては，他人の力は借りずになるべく自分たちでやろうと考えられることも少なくありません。しかしそうした考え方に基づいて徹底的に頑張ると，ある時期になって突然，家族による介護が破綻してしまうというようなことも起こりかねません。そのため最初から利用ができる介護保険によるサービスを段階的に利用していくことは，ご本人にもご家族にとってもとても大事な方針でしょう。

Q07 Ⅱ章 ◉ 治療と対応編

夫は58歳ですが，会社でミスが多くなり，専門機関で若年性アルツハイマー病と診断されました。夫はこの先どうなっていくのでしょうか。また家族はどのように対処していけばよいのでしょうか？

田平　武

A　おそらく5年を過ぎたころから認知症がかなり進んで，日常の多くの場面で介助が必要になります。7～8年で寝たきり，入院という経過をたどるかもしれません。厳しい現実ではありますが，将来を見据えて，ご自身が仕事に出られるように介護認定の手続きを，また経済的支援を得られるように精神障害者福祉手帳の取得手続きを念頭に置かれることをお勧めします。

　以前，筆者は若年性アルツハイマー病の方を担当したことがあります。そのとき，介護者である奥様がいつもニコニコして嫌な顔1つせず介護しておられました。筆者はその奥様に「どうしてあなたはそんなふうに介護できるのですか」と尋ねました。そうしたら「私はこの人からいっぱいいいものを戴きました。ですから今度は私がお返しする番です」とケロッとして言われました。このようにはじめから達観するのは難しいでしょうが，この人と1日でも長く幸せに生きるんだという気持ちをもつことはとても大切なことだと思います。

　若年性認知症の相談窓口には，「若年性認知症コールセンター：電話番号0800-100-2707」などがあります。

介護認定と精神障害者手帳の手続きを

　そのためにはまず生活を確保する必要があります。65歳未満で発病した場合，若年性アルツハイマー病と診断されますが，まだ仕事を

しておられる方がほとんどです。子どもさんもまだ学費がかかる家庭もあり，まず心配になるのは生活費のことです。アルツハイマー病と診断された人を雇用し，給与を払い続けてくれる会社はそう多くはありません。しばらくは簡単な仕事の部署に付けるなどして雇用を継続してくれる会社はありますが，多くは休職を迫られ，2～3年で退職というパターンが多いと思います。妻が仕事に出ようと思っても，認知症の夫を家に1人にしておくのも気がかりなことです。

そこでまずすることは，介護認定の手続きです。区役所，市役所，町役場に担当の窓口がありますので，そこに行って申請の手続きを行って下さい。ご主人が診てもらわれている病院と主治医名を告げると，主治医に意見書という書類が送られます。主治医がその意見書を書いて返送すると，各自治体に設置されている要介護度判定委員会で審査され，要介護1，2といった認定が行われます。これはデイサービスを受けるとき費用負担を軽減する上できわめて重要です。若年性アルツハイマー病の人は，介護保険の第2号被保険者になります。

次に，できるだけ早くからデイサービスを利用するようにします。どういう施設が近隣にあるかは，地域包括支援センターに行って尋ねると教えてもらえます。よさそうなところを2～3箇所選んだら，実際に認知症の夫を連れて見学に行きます。そして本人が気に行ったところを選ぶようにします。若年性アルツハイマー病を専門にしているデイサービスの施設もあります。ご主人をデイサービスに預けている間，仕事にも専念することができます。

それから経済的支援を得るために，各医療機関のソーシャルワーカーに相談して下さい。たとえば若年性アルツハイマー病は精神障害者保健福祉手帳の対象になりますので，必要な書類をもらって主治医に書いてもらいます。この書類は精神科医でなくても認知症を専門に診ている脳神経内科医等によっても書いてもらうことができます。手

帳を取得すると所得税，住民税の控除の加算，預金利息の非課税など税金面での優遇措置，携帯電話やNHK受信料の免除などの優遇措置が得られます。また自立支援医療の対象となりますので，手続きをすると医療費が減免されます。

今後の経過

　さて，若年性アルツハイマー病の経過ですが，最近は診断技術が進歩しているのでかなり早期に診断されます。したがって，最初の2～3年は普通に生活ができて，あまり大きな問題は起こりません。3年を過ぎるころから認知症がどんどん悪化し，日常生活にサポートが必要になってきます。5年を過ぎると認知症も高度になり，コミュニケーションが十分とれなくなります。着替えや歯磨き，排尿・排便などにも，介助が必要になってきます。7～8年を過ぎると身体機能にも障害が現れ，やがて寝たきりの状態になります。誤嚥性肺炎などが起こりやすくなり，入院ということも起こります。急変の可能性もありますので，どこまで延命の手段をとるか，主治医とよく相談して決めておきましょう。

II章 ⊙ 治療と対応編

施設には介護老人保健施設，特別養護老人ホーム，介護療養型医療施設，有料老人ホーム，グループホームなどがあり，どれを選んだらよいのかわかりません。これらの違いと選び方を教えて下さい。

田平　武

たとえば老健は，退院後の在宅復帰を目指しているためリハビリなどのサービス提供が充実していますが原則，入居期間は3カ月と決められています。

特養は要介護3以上の方が対象で生活全般の介護が受けられ，終身の利用も可能です。グループホームは認知症高齢者向けの小規模介護施設です。要介護度や対象年齢，どのようなサービスを受けられるか，介護サービスは利用できるか，費用負担，居住空間，職員の配置状況，入居できる期間など様々な側面から検討されるとよいと思います。

本当にいろいろあってわかりにくいですね。筆者もすべて理解しているわけではありませんが，概略は次のようになっているようです。

認知症対応型共同生活介護（グループホーム）

認知症の高齢者が9人以下の少人数で共同生活をしながら入浴，排泄，食事等の日常生活上の世話を受けながら，機能訓練をしてもらえる施設です。小規模であるため馴染みの環境を作りやすく，認知症の方でも安心して暮らせるようになる利点があります。家庭的で落ち着いた雰囲気の中で生活することにより，症状の改善や進行の防止が期待されています。食事の支度，掃除，洗濯等をスタッフの手を借りな

がら各自ができる部分を行い，高齢者の失われかけた能力を再び引き出し，潜在的な力を伸ばすように働きかけていくようにしています。利用者の負担は介護保険の費用の1割と家賃・食事代などで，月10万～20万円程度かかります。

介護老人保健施設（老健）

　病院に入院しある程度よくなったけれど自宅に戻るには少し早いという人が対象で，介護をしながらリハビリなどのサービスを提供する施設です。入所期間は原則3カ月とされており，終の棲家ではありません。施設のケアマネジャーが作成するサービス計画に基づいて，入所してサービスを受けることになります。部屋の定員は4人以下ですが，最近では，居宅に近い居住環境で日常生活を営めるように，ユニットケアを提供できる施設も増えています。

　ユニットケアというのは少人数グループ（10人以下）を1つの生活単位（ユニット）として区分けして，1ユニットごとに専用の居住空間と専任の職員を配置することにより，大規模施設でありながら，小規模生活単位の家庭的な雰囲気の中できめ細かなケアを行うことができるようにしたものであり，個人の生活スタイルを尊重するために全室個室でプライバシーが確保されています。

　費用の9割は介護保険から給付され，利用者は残りの1割を負担します。要介護度が低いと自己負担額は増加します。また保険給付の対象とはなっていない居住費，食費，日常生活費を負担する必要があり，その額は施設によって異なっています。

特別養護老人ホーム（特養）＝介護老人福祉施設

　要介護3以上の人を対象に，入浴，排泄，食事等介護面での日常生活上の世話，機能訓練，健康管理，看護を行うことを目的とする長期滞在型の施設です。入所している要介護者に対して様々なサービスが提供されます。高度な医療ケアを必要としない状態であれば，終身利

用が可能です。

費用の9割は介護保険から給付され，利用者は残りの1割を負担します。要介護度が低いと自己負担額は増加します。また保険給付の対象とはなっていない居住費，食費，日常生活費を負担する必要があり，その額は施設によって異なっています。

有料老人ホーム

有料老人ホームには健康型，住宅型，介護付きがあります。健康型には食事サービス等はついていますが，介護サービスはついておらず，介護が必要になった場合には退去しなければなりません。

住宅型は生活支援等のサービスがついていますが，介護が必要となった場合には入居者自身の選択により，地域の訪問介護等の介護サービスを利用しながらその有料老人ホームでの生活を継続することが可能です。

介護付きは介護等のサービスが付いた高齢者向けの有料居住施設で，施設によるサービス提供のものと外部サービスを利用するものがあります。特定施設入居者生活介護の指定を受けていれば介護付きと表示されており，介護保険の特定施設入居者生活介護という定額サービスが利用できます。

ケアハウス

ケアハウスは，身体機能の低下あるいは高齢のため独立して生活するには不安が認められる60歳以上（夫婦の場合，どちらか一方が60歳以上）の人で，家族による介護ができない人が利用できる施設です。指定を受けた施設では要介護者の場合は「特定施設入居者生活介護」の，要支援者の場合は「介護予防特定施設入居者生活介護」の施設内介護サービスを受けることができ，介護保険の給付の対象となります。また，施設がこれらの指定を受けていない場合でも，個別にケアマネジャーを通じて介護サービスを利用できます。

サービス付き高齢者向け住宅

　介護保険と連携し，日常生活や介護に不安を抱く「高齢単身・夫婦のみ世帯」が，特養ではなく，住み慣れた地域で，安心して暮らすことが可能になるように，国土交通省と厚生労働省が連携して高齢者の住まいの安心を確保する取り組みが強化され，「サービス付き高齢者向け住宅」の制度が2011年に創設されました。賃貸住宅もしくは有料老人ホームの基準を満たしていることが必要です。

　サービスに関する基準では最低限，緊急通報，安否確認と生活相談サービスの提供が義務化されています。身体介護は求められていませんので，必要とするときは，外部の事業所から派遣してもらうことになります。

その他

　その他，介護療養型医療施設などがあります。詳しくはソーシャルワーカーや地域包括支援センターでの相談となります。

　なお，ショートステイの受け入れ施設には以下があります。

- 特別養護老人ホーム
- 介護老人保健施設
- 有料老人ホーム
- 介護療養型医療施設
- ショートステイ専門施設

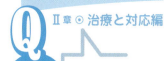

Ⅱ章 ◉ 治療と対応編

Q09 認知症の母は夕方になると身支度をして出かけようとするのですが，どうしたらよいですか？

田平　武

現在の自分の家や，また昔の記憶の中の自分の家に帰ろうとする帰宅願望（夕暮れ症候群）が起こっていると考えられます。そのようなときは，咎めたりするのではなく，「もう少しここにいましょう」などとなだめて，気持ちがおさまるまで時間稼ぎをしたり，時には気持ちに寄り添って一緒に出かけましょう。目を離したすきに出てしまわないように，玄関付近に徘徊センサーを設置するなどの方法もあります。

　いわゆる帰宅願望という症状で，徘徊につながります。夕方に起こることが多く，夕暮れ症候群とも言います。必ず夕方に起こるというものでもなく，日中いつでも起こりますし，朝も起こりやすい時間帯となります。朝の場合は会社に行く習慣から，会社に行くつもりで出かけるようです。いわゆる行動・心理症状（BPSD＝周辺症状）の1つです。

　帰宅願望は施設入所やショートステイのときに起こりやすい症状で，慣れないために不安感から生じるといわれています。夕方になって介護者の人たちが夕食の準備などで慌ただしくなると，自分も早く帰って何かしなくてはと思われるのでしょう。夕方は子どもたちが帰ってくる時間ですので，いっそうそういう気持ちになるのだと思います。また，施設入所ではなく子どもさんのところに引き取られて，新しく同居が始まったときなどにも多くみられます。このように慣れない環境が大きな誘因になることがあります。

ずっと自宅で同居されていた方でも帰宅願望は起こります。部屋の模様替えをしたときや，失禁などをして家族から叱られたときなどに起こりやすいです。またそういうことがなくても，認知症の人は最近の記憶が障害されますが，昔の記憶は残っています。そうすると昔の記憶の中に生きているのでしょうか，今いる家が自分の家ではなく，昔住んだ実家や新婚当時住んだ家が自分の家だと思うようになります。そのために今いるところはよその家と感じるようになり，夕方になるとどこの家でも夕食の支度が始まりますので「長居しては迷惑がかかる，早く帰りましょう」となるのです。

　そのとき「何言ってるの，ここはあなたの家ですよ，しっかりしてちょうだい」などと言うと，介護者との関係がまずくなってしまいます。そういう対応ではなく，「そうね，もう少しいてもいいんじゃない」とか，「もう少しゆっくりして行きましょうよ」などと言って時間を稼ぎます。やがて日が暮れて暗くなってくると「もう日が暮れちゃったから明日にしましょう」というと，そのままおさまることがあります。どうしても帰りたいと言われるときは，一緒に出かけましょう。認知症の人はどこに行ったらよいのかわからないので，うまく家の前のほうに誘導するとそのまま家に戻ってしまいます。

　一番危険なのは目を離したすきに出てしまって，行方不明になることです。夕方になってそわそわしている様子が見えたら，本人が気に入っているもの（本や切り抜き，アルバム，ぬり絵など）を与えたり，洗濯物をたたんでもらったりして気がまぎれるようにし，家事をしながらできるだけ声かけをして，注意して見守ります。玄関の鍵はかけておいたほうがいいでしょう。玄関に行くとブザーが鳴るようセンサーを設置して，夕方から夜にかけて電源をONにしておくと役に立ちます。

　帰宅願望（夕暮れ症候群）は薬による対応も少しは有用です。漢方

薬の抑肝散,メマンチン(メマリー®)が有効であることもありますが,劇的な効果は期待できません。やはりその人に応じた対応が大切です。

筆者の経験でこういう方がいらっしゃいました。施設に入所されたとき帰宅願望が夕方に強く出て,施設のスタッフが困っておられました。この方は元警察官でしたので,施設を守って頂くということにしました。はじめは少しよかったのですが,夕方になると「仕事が終わりましたので,帰らせて頂きます」と言うようになりました。そこで,ホールや庭の掃除をたびたびお願いするようにしたところ,体を動かしたことが良かったのか掃除をよく行うことで施設が自分の家のように思えてきたのか,すっかり落ち着かれました。

帰宅願望は徘徊,さらには行方不明につながることがあります。場合によっては怪我や死亡にもつながりますので,真剣に対応を考えましょう。なお,出てしまっていなくなった場合の対応はⅡ章Q12(**102頁～参照**)をご覧下さい。

Q10 Ⅱ章 治療と対応編

認知症の夫はおむつをすぐ外してしまい，廊下やベランダで排尿し，最近は排便の失敗もあります。お尻を拭いた紙をポケットに入れ，それで鼻をかんだりします。どう対応したらよいでしょうか？

朝田 隆

おむつをつけられることに心中穏やかでないかもしれませんし，おむつの中に排泄したために不快感があるのかもしれません。排尿や排便のパターンを把握するようにしてタイミングを見極め，トイレ誘導を行うようにしてみましょう。認知症の初期であれば夜間睡眠中だけおむつにするという方法もあります。おむつに排泄があれば，できるだけすぐにおむつ交換をしてあげることが望ましいです。

確かに自分がされる立場になって考えると，おむつをつけられるというのは心中穏やかでないことは容易に察せられます。また快適さから考えても，当事者の身になれば不快であることはよく理解できます。まず認知症の人には失禁するという自覚が十分にあるとは思えません。赤ちゃんではあるまいし，どうして自分がこんなものをつけなくてはいけないのだという反発する心があることは言うまでもありません。

排泄に関しては，排尿と排便に分けて考えたほうがいいかもしれません。排便については普通1日1回程度，便秘がある人は数日に1回程度です。したがって排便の状態をある程度予想して，誘導や見守りといった対応ができると思います。また排便後の不潔行為に対しては，排泄が済んだらすぐのチェックを心がけましょう。

回数は多くないこの排便に対して，排尿は1日に4～5回以上，頻尿の人では20回くらいになることもあります。さらに昼間はともかく，夜間のトイレ覚醒が多いと周囲には大きな問題になります。また普通，排尿は午前中に少なく，夕方から夜にかけて多くなるものです。そのため，所かまわない放尿対策の意味からも，トイレ誘導が肝要です。これをするなら午前中は少なくてもいいのですが，夕方4～5時から夜の8～9時にかけては，1時間に1回程度誘導できるのであれば安心です。食事の前や食事の後など決まったタイミングで誘導するなどの方法も試されるとよいかもしれません。もちろんこうした遅い時間にカフェインなどを含むものなど排尿を促す飲料は控えましょう。

　もう1つの問題は二次的な事故です。廊下などで尿失禁をした場合，不潔であることはもとより，その上で滑って転倒してしまうことが少なからずあります。普段から拭き取りのセットを用意しておいて，こうした状態に気づいたら直ちに拭き取ることを，できれば習慣化することが望ましいです。

　次におむつ外しについて述べます。言うまでもなく，誰しもおむつなどを付けられたくはありません。またおむつに大小便を漏らしてしまうと，今度はそれが不快感の原因になります。不快感が原因なら，すぐにおむつ交換をすることで改善されるかもしれませんが，こうした事態に，決め手になる対応策はないかもしれません。

　しかし比較的初期の認知症なら，夜間睡眠中だけつけてもらうのもいいでしょう。おむつの種類もいろいろあるので快適性や介護者の扱いやすさなどを考えて検討されてみて下さい。また大便がおむつについていると不快に感じるでしょうから，頻回におむつの内部をチェックして，排便があればすぐに替えてあげることはとても重要です。

　さらに，歩ける人ではおむつを外して汚れたままの格好で周囲を歩くので，2次的な汚れにつながることもあります。その上，困ったこ

とに当事者が自分自身で片付けようとして，さらに周囲に汚れが広がります。こうした事態を経験されたら，また同じことが起こるかもしれないと考えましょう。そして使い捨て手袋，アルコール，臭い消し，雑巾，ビニール袋などの掃除セットを用意しておき，仮にまたあっても慌てずに対応したいものです。

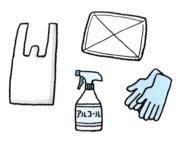

> コラム　かかりつけ医へのアドバイス

認知症対応と介護のおすすめ本

認知症，特にアルツハイマー病のケアや介護は，麻痺を中心とする脳卒中後遺症の場合とは大きく異なります。脳卒中の介護が主に手助けなら，認知症のそれは気持ちよくわかってもらう技術です。そこでは説得や理屈でなく，納得してもらえるコミュニケーションの技が求められます。ここに紹介する本は，こうしたポイントを浮かび上がらせてくれると思います。

- ▶ 平野亨子：認知症のBPSD解決法（安心介護ハンドブック）．ひかりのくに，2018．
- ▶ 米山淑子，朝田　隆，監：ケアとサポートが楽になる　超図解　認知症介護．朝日新聞出版，2017．
- ▶ 杉山孝博：認知症の9大法則　50症状と対応策─「こんなとき，どうしたらよい？」不思議な言動が納得できる・対応できる．法研，2013．
- ▶ 多賀洋子：認知症介護に行き詰まる前に読む本─「愛情を込めたウソ」で介護はラクになる（介護ライブラリー）．講談社，2011．

Q11 II章 治療と対応編

父は母が浮気をしていると思い込んでいつも監視しており，母がコンビニに買い物に行っても後をつけていきます。時には暴力行為もあります。病院受診を勧めても，自分は病気ではないと言って聞きません。どうすればよいでしょうか？

朝田　隆

妄想は，本人が訂正不能な確信に至っているので，「事実ではない」と説得してかかろうとしてもうまくいきません。また病識がないので「認知症の心配があるから」と正面から受診を促すこともできません。方法としては人間ドックをそれとなく勧めたり，妻の側が認知症を装って付き添いをお願いしたついでに夫も診てもらう，などが使われているようです。

　認知症においては，様々な妄想がみられることがあります。どのタイプの認知症においても，妄想はありがちな精神症状の1つと言って間違いはないと思います。そうした妄想の中でも嫉妬妄想は，物盗られ妄想と並んで最も多くみられるかもしれません。

　多くは「配偶者には自分以外の彼女や彼がいる，その人とできている，プレゼントをしている」といったものです。ほとんどの場合，そのような事実はありませんし，昔の浮気が絡んでいるといったことがあってもそう多くはないようです。しかし，いくら周囲から言われても，ご本人は訂正不能な確信に至っているのが普通です。

　時にはレビー小体型認知症の人なら，幻視とこの妄想がリンクしていることもあります。問題なのは，これに派生して暴言・暴力が生まれがちなことで，ときには警察に通報をしなくてはならないほどの事

態も生じます．しかも長引くのが普通です．

　対応法として，言って聞かせる，理屈で検証するという方法ではまず効果がありません．奥さんが活動的でよく外出される場合に妄想の対象となることが多いので，できるだけ寄り添うようにして下さい．ご主人が出かけるときに見送りをし，帰宅時間を聞いておき，それより早く帰宅して笑顔で迎えるようにします．

　薬剤としては，妄想ということで抗精神病薬がよく使われ，時に有効ですがあまり効果は期待できません．もっとも，コリンエステラーゼ阻害薬自体がこうした症状に有効なこともあります．また妄想を直接的に消そうとは思わずに，そこから派生する攻撃性や怒りを鎮めようとすれば，抑肝散や抑肝散加陳皮半夏などの使用も有効な可能性が考えられます．

　次に受診にこぎ着けるのが難しいのも問題です．まず病識がなく，むしろ否認したい，否定したいという気持ちが強いのが普通です．そのため「認知症が心配なので専門医のいる病院に行こうよ」という言い方では反発されるだけです．まずは配偶者から受診を促してみる，それで駄目なら子どもや兄弟からも勧めてもらうのがいいでしょう．また本人にとってのキーパーソンから受診を促してもらうことも有効なことがあります．

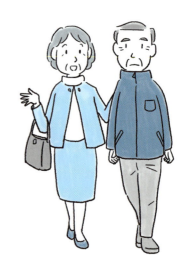

　1つの方法として人間ドックや脳ドックの受診もよく使われます．ただしこの際には，認知症や呆けとは言わないようにご注意下さい．この方法は人によっ

ては逆に警戒されて空振りになることもあるようで，自然な話の流れで促すのは意外に難しいかもしれません。あるいは，次のような方法も考えられます。

　夫の認知症が疑わしいときに，奥さんがご主人に次のように言うのです。「私の認知症が心配だから，専門医を受診しようと思うの。でも不安だからあなたについてきてほしい」。もし承諾されたら，夫婦そろって診てもらうという方法です。なお，この方法の有用性には男女差があるようで，妻が疑わしいときに夫が提案しても承諾は難しい場合が多いようです。

Q12 Ⅱ章 ◉ 治療と対応編

認知症の母は目を離したすきに出かけてしまい，一晩中帰ってきませんでした。警察にお願いして翌朝無事に保護されましたが，このようなことを防ぐよい方法はありますか？

田平　武

A 玄関センサーなどを設置する方法もありますが，家から出るのを確実に防ぐことは難しいです。徘徊する高齢者に対して市町村ぐるみで見守りサービスを行っているところもありますので，地域のサービスを調べてみて下さい。通報後にご家族で探される場合，心当たりの場所以外に，側溝や家と家の隙間なども探すポイントになります。また，普段からご近所に協力をお願いする，GPS機能付きの携帯電話を持たせる，衣類や履物に連絡先を書いて縫い付ける，などをしておくと早い発見につながると思います。

　認知症の行方不明者は年々増加しています。警視庁の調査では70歳以上の行方不明者の約8割（15,000人）は，認知症が原因で行方不明になっているということです。目を離したすきに出かけてしまう，夜中に出てしまい行方不明になるといったことは頻繁に起こり，これを防ぐには見守りしかありません。玄関の鍵を手の届かない高いところにつける，玄関にセンサーをつけブザーが鳴るようにする，などの方法がある程度有効です。しかし，外に出てしまうことを確実に防ぐ方法はありませんので，起こったときの対応を以下に述べます。

　行方不明になられたら近隣を急いで探し，見つからないときはまず警察に連絡して下さい。また，地域包括支援センターやケアマネジャーにも連絡されたほうがいいでしょう。市町村によっては徘徊高

齢者SOSネットワークとの連携体制をとっており，徘徊の届け出があった場合，関係機関に協力を依頼し，家族からの要請があれば有線・無線放送も活用して徘徊者の早期発見・早期保護に努めます。いくつかの市では市内にたくさんのカメラを設置し，発信器を持った人が通るとカメラが反応し，位置情報を家族などに知らせる方法をとっています。顔認証システムを導入している自治体もあります。

通報の後にご家族でまた探される場合は，その方がよく行かれる場所（よく散歩する公園やスーパーなど）をまず探します。茶飲み友達がいたらそこに連絡してみて下さい。住み慣れた実家に戻っていることもよくあります。側溝に落ちたり，壁と壁の狭い隙間に入ってしまい出られなくなっている場合もありますので，探すポイントになります。

介護者が気をつけていても，認知症の人が突然出かけていなくなる事故は後を絶ちません。日頃出かけるときは，財布と位置情報（GPS）がわかる携帯電話は必ず持って出るよう習慣づけておきます。財布の中には連絡先を書いたものを必ず入れておきます。しかし財布を持って出ないこともありますので，そのときのために衣服や履物に連絡先を書いたものを縫い付けておくようにして下さい。最近はGPS機能が付いた靴などもあります。また，GPSには介護保険が適用されるものもあります。

自治体によっては，町ぐるみで認知症の人の徘徊を見守っているところもあります。タクシーの運転手などが徘徊している認知症の人を見つけると，いち早く通報が入るシステムを構築しているところがあります。そういう町ぐるみの見守りをしていないところでは，認知症の家族のことを近所の人に告げ，1人でいるところを見かけたら連絡して頂くようお願いしておくとよいです。

無事に見つかったときは脱水症や熱中症がないか，骨折はないか，かかりつけ医の先生に診て頂いたほうがいいでしょう。

自分の名前も住所も電話番号も言えない認知症の人が行方不明になると、警察に保護されても家族に連絡することができません。そういう人は身元不明者のまま施設で預かってもらい、そこで暮らしておられる場合もあります。厚生労働省は「行方のわからない認知症高齢者等をお探しの方へ」というサイト(https://www.mhlw.go.jp/stf/seisakunitsuite/bunya/0000052978.html)を設けて、各自治体で保護されている身元不明者の情報を公開しています。

> コラム　かかりつけ医へのアドバイス

長時間徘徊・不明になっていた患者さんの診療上の注意点

徘徊のため長時間行方不明になっていた患者さん──。ご本人も大変だったでしょうが、ご家族もまさしく心が痛むような経験をされます。年間を通して、徘徊をすれば疲弊し、足を痛め、脱水状態などを生じる危険性は高く、夏や冬の徘徊はまさに一歩誤ると命を失いかねない危険なものです。

こうした患者さんを診察する上で、いくつか重要なことがあります。まず脱水状態がないかチェックし、必要があれば処置を行います。少なからぬ人が、徘徊の最中に転倒を経験します。その結果、体中に打撲あるいは裂傷を負ったりしていることがめずらしくありません。そのため、こうしたことが起こっているはずだという気持ちで、全身をチェックすることが不可欠です。さらに注意すべきは頭部打撲です。特に怖いのはそのときは一見何ともなくても、数週から数カ月して慢性硬膜下血腫の症状が出てくることです。頭部打撲が疑われる場合には一度CTなどをチェックしておきたいものです。さらにそこから数カ月は要注意と認識し、意識障害や片麻痺などが出てこないかと注意しておくことも重要でしょう。

Q13 Ⅱ章 治療と対応編

認知症の母は物がなくなる，盗られると言っており，介護者の私が疑われているようですが，どうしたらよいですか？

田平　武

A 行動・心理症状の1つとされる物盗られ妄想と考えられます。介護者ができるだけ心に余裕を持つようにして，事実と違っていても本人の言っていることを否定せず，一緒に探してあげて最後は本人に見つけさせるようにうまく誘導してみて下さい。抑肝散やメマンチンといった薬や特定のサプリメントが効くこともあります。それでも症状が治まらない場合は抗精神病薬が使われることもあります。

　これは物盗られ妄想という行動・心理症状 (BPSD) ＝周辺症状の1つです。預金通帳，現金，財布，宝石類など大切にしているものをしまい込んでわからなくなったとき，人に盗られた，泥棒に入られたと確信する症状です。女性に多く，認知症の比較的初期から現れる症状です。老化によるしまい忘れ（しまったことやしまった場所を忘れる場合）は自覚があるため，どこかに自分がしまったけれど出てこないと考えます。認知症の人は自分がしまったことを忘れるので，「確かここに置いたのだけれどない。盗られたんだ」と思うのです。もともと疑い深い性格があったかもしれませんし，年金生活に対する不安感も関与していると思われます。

　嫁や娘など身近な人や，ホームヘルパー，訪問介護職員などが犯人として疑われるケースが多いです。「自分でしまっておいて人のせいにするなんてひどいじゃない！　お世話をしている私を疑うなんて何

て意地悪なの！　もう面倒みてあげませんからね」などと叱るのは逆効果です。否定は強化につながるので，否定せず，一緒に探すようにしましょう。見つかったときは「ほら，あったじゃない！」と叱るのではなく，そっとそのまま隠しておいて，本人をうまくそこに誘導し本人に見つけさせるようにしたほうがよいです。

　疑われている人は心に余裕を持って受け流すようにし，ストレスを溜め込まないようにすることが大切です。家族には，疑われている人を孤立させない配慮も必要です。

　物盗られ妄想には抑肝散やメマンチン（メマリー®）が効くこともあります。最近，物盗られ妄想が強い母親に疑われてとても困っている娘さんがおられました。これらの薬を使ってもいっこうによくならないので，娘さんに「抗精神病薬を少し使いましょうか」と尋ねましたところ「少し待って下さい」と言われました。その後，娘さんはネットで調べたクリニックを受診され，フェルラ酸含有サプリメントを紹介されました。患者さんはこのサプリメントを飲み始めてから物盗られ妄想がかなり軽減し，あっても深刻でなくなりました。フェルラ酸含有サプリメントは米ぬかの成分であるフェルラ酸と西洋当帰が入ったもので，BPSDの緩和に効果がありますが，これほどよく効いた症例は初めてでした。

　こういった方法でどうしても軽減せず，警察に何度も電話するような場合は抗精神病薬の使用もやむをえません。通常，クエチアピン（セロクエル®）25mgを1～2錠で，効果がみられます。それでも妄想がとれない症例があって，その方は精神科の先生にお願いしました。精神科の先生はクエチアピンを200mgも使っておられました。

Q14 II章 ◉ 治療と対応編

レビー小体型認知症の父は夢を見て突然大声を上げたり，壁を叩いたりします。また突然起きて何かを追いかけるような行動をとることもあります。そのため私は夜ゆっくり眠れないのですが，これはどういう現象でしょうか。よい治療法はありますか？

……田平 武

レム睡眠行動障害という症状です。レム睡眠という浅い睡眠のときに人は夢を見るといわれているのですが，正常な状態と違って筋肉が緩まないために，夢の通りに口や手足を動かしてしまうのです。クロナゼパムという薬がよく効きます。隣に寝ている人に危害が及ぶこともありますので，部屋を別にされたほうがいいかもしれません。

　これはレム睡眠行動障害というレビー小体型認知症によくみられる症状ですが，パーキンソン病や脳血管障害などでもみられます。夢を見てそれに反応し，実際に行動を伴うのが特徴です。

　ヒトの睡眠は浅い眠り，深い眠りを繰り返しています。その深い眠りの間に一晩に数回，レム睡眠という特殊な浅い睡眠の状態が起こります（図1）。レム睡眠のときには，目がキョロキョロと動きます。子どもの寝顔を見ていると，つむった目がキョロキョロ動くのがわかりますが，このときがレム睡眠です。ヒトはこのレム睡眠のときに夢を見るといわれています。

　正常ではレム睡眠のときに夢は見ても全身の筋肉が緩んでいて，目は動いても口や手足が動くことはありません。夢を見て大声を上げようとしても声が出なくて焦ったり，怖いものが追っかけてきて逃げよ

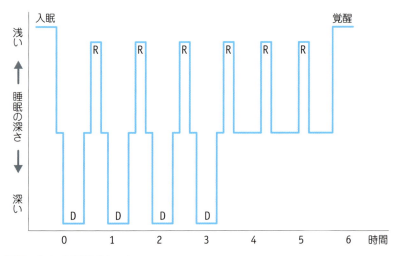

図1 ヒトの睡眠パターン

ヒトは深い睡眠と浅い睡眠を繰り返しています。図では深い睡眠をDで、浅い睡眠の1つであるレム睡眠をRで表しています。ヒトはレム睡眠のときに夢を見ますが、正常では筋肉が弛緩し動かない状態になっているため、夢に反応して行動することはありません。レビー小体型認知症では筋肉が弛緩しません。そのために夢を見て大声を上げたり、壁を叩いたりすることがあります。これをレム睡眠行動障害と言います。

うとしても逃げられず、もがいているうちに目が覚めることがよくありますが、これが正常の夢です。

　レム睡眠行動障害の人は手足の筋肉が緩まないため、夢に反応して口や手足を動かすことができます。そうすると夢に反応して大声を上げたり、しゃべったり、壁をドンドンと叩いたり、隣で寝ている人を殴ったりすることがあります。時には突然起きだして何かを追いかけるような行動をとり、机の下にもぐったりします。「どうしたのですか」と聞くと、「いたずら坊主が出てきたので追っかけたら机の下にもぐったので……、気がついたら自分が机の下にいました」と。また、足で蹴飛ばしてテレビを壊した人もいました。机の下にもぐった人は机で頭を打ち、よくコブができたと言っておられました。

レム睡眠行動障害に対してはクロナゼパムという薬がよく効きます。クロナゼパム（リボトリール®，ランドセン®）0.5～1mgで十分効果が現れます。蹴飛ばして倒れるようなものは足元に置かないようにし，ベッドパートナーが危険に曝されるようなときは別々の部屋に寝るほうがよいかもしれません。

> コラム　かかりつけ医へのアドバイス
>
> **レム睡眠行動障害と漢方薬**
>
> レム睡眠行動障害（RBD）治療の第二選択として，ドパミン受容体作動薬であるプラミペキソールが用いられたり，時にはアセチルコリンエステラーゼ阻害薬が有効なケースもあります。
>
> クロナゼパムを軸にして漢方薬である抑肝散が使われることもあります。ほかの漢方薬としては桂枝加竜骨牡蛎湯（けいしかりゅうこつぼれいとう）があります。"衆方の祖"といわれる桂枝湯はいろいろな不調に効果的な薬で，イライラを緩和する作用もあります。これに竜骨，牡蛎というさらに気を鎮める生薬を配合した薬です。まずは1日3包を4週間ごとに処方してみて下さい。体力がなく，痩せて顔色も悪く，疲労困憊しているのに熟睡できない，さらに悪夢が多く寝た気がしない，というような方に効果がある漢方薬です。これで気持ちが落ちつくと悪夢が減って，「よい夢をみるようになった」という方もおられます。

Q15 II章 ● 治療と対応編

父は認知症の疑いがあると診断され治療を受けていますが、自動車運転をやめようとしません。どうしたらやめさせることができますか？

朝田　隆

2017年の道交法改正により75歳以上の人は運転免許更新時に認知機能検査が必須になりました。さらに今回の改正以前から、医師から「認知症」と診断されれば免許取り消しの対象となります。不便になるため自主返納は難しいでしょうから、たとえば夜間や雨の日はやめる、近所の買い物くらいにとどめる、など条件を定めて段階的にやめさせるのはいかがでしょう。仲介者を入れるのもいいかもしれません。

　認知症であることがわかっている場合には、運転をしてはなりません。これは今回の道交法の改正以前から法律で決まっていることです。危険性が高く、どうしてもやめさせたい場合には最後の手段として、医師に認知症であるという診断書を書いてもらい、免許返納のしかるべき手続きをとることです。

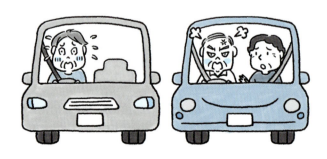

2017年（平成29年）の道路交通法改正により，認知症の人の運転が大きな問題として社会的にも取り上げられるようになりました。特に一部の人が起こしてしまう事故があらかじめ予測可能であり，対応できるのではないかという考えから，認知症がある人の運転は禁じられたわけです。

　今度の道路交通法改正では75歳以上の人の運転免許更新にあたって，認知機能の評価が必須になりました。もちろん免許更新のときでなくても，ご自分，またご家族が認知症があるからこれ以上運転をしてはいけないと考えれば，免許の返納はいつでもできるわけです。

　しかし認知症の人々が自分から免許返納をしようとすることは稀です。その理由として，まず第一に自動車がとても便利なこと，また自動車は人類が産んだ最高のおもちゃと言われるように運転がとても楽しいことが主に挙げられるでしょう。

　注意すべきは認知症の人は大きな事故を起こさないまでも，小さな接触や擦り傷をつくるようなことは稀ではないことです。また，とっさの認識・判断や反射の機能が衰えていることも事実です。ところが多くの場合，ご本人は次のように言って，やめることを承諾されません。「これまで自分は無事故だった。安全ドライバーだからこれからも事故がない」。ところがご家族は「確かに安全ドライバーだったかもしれないけれども，これからはわからない。万が一，人を殺めたら，とりかえしがつかない」。多くの場合，このような言い争いで平行線をたどるわけです。

　また筆者がよく経験するのは，老老夫婦の場合の次のようなケースです。「買い物など，どうしてもの用事で運転する際は，自分が横に座るので，この場合だけは運転を許している。自分も運転手になったつもりで周囲に注意を払って動作を指示する」というものです。いずれにしても，こうした話し合いは平行線をたどり，容易にやめるという

結論には至らないものです。認知症の人が運転をやめるためには，運転をやめても不便を感じることなく生活できるような社会システムの整備が必要です。

そこで筆者は段階的な対応をとることをお勧めしています。簡単に言えば，運転をしてもよい条件を期間限定で決めていくというものです。たとえば「次回の免許更新のときまでは運転してよい」「運転してよい範囲は自分が住む市町村の中だけ」「雨の日にはやめる」「夜間は運転してはならない」などと具体的な条件を決めてゆくわけです。

こうした話し合いを家族だけで行うと，どうしても感情的になりがちです。できれば，どなたか仲介者に入ってもらうようにしておきたいものです。もちろん主治医等も家族外の人間ではあり，医師の言葉が鶴の一声になりうる場合もありますが，「運転をやめろという医者にはもうかからない」などとなってしまい，なかなか容易ではありません。ケアマネジャーや地域包括支援センターの担当者などにお願いしてみるのも一法です。

Q16 II章 ◉ 治療と対応編

認知症の父は日本刀を持っていて，ときどき出してきては私に突きつけるので怖くてたまりません。どうすればよいでしょうか？

田平　武

A 銃刀法の改正により，所持許可更新時あるいはそれ以外のときでも医師から認知症の診断を受ければ，許可は下りません。診断を受けた上で，ご家族で穏やかに説得されるのがいいと思いますが，うまくいかない場合は地域の包括支援センターや警察に届けられてご相談なさってみて下さい。

　わが国では職業的に必要とされ許可を得た人や，狩猟等のため免許を持ち許可を得た人以外が，銃や刀を所持することは銃砲刀剣類所持等取締法（銃刀法）で禁止されています。美術品としての刀剣類は許可を受けたものは所持することができます。ただし，統合失調症などの精神疾患や認知症があると許可は取り消されます。また，許可を得たものでも他人を脅かすような行為があると，許可は取り消されます。

　2017年（平成29年）4月の道路交通法の改正により，自動車運転免許の更新時に75歳以上の人は認知機能検査を受け，認知機能に問題がある場合は医師の診断を受け，認知症と診断されると運転免許は取り消されるようになりました。銃刀法ではこれより以前に行われた同様の内容を含む改正により，75歳以上の人が銃刀所持許可申請または更新申請をする際に，すでに認知機能検査が義務付けられています。更新時だけでなく認知症と診断されると，銃刀の所持は禁止です。

　さて，今回は認知症と診断されている上に，刀を突き付けて脅かす行為がありますので，刀の所持は法律違反となります。まず，家族全

員で穏やかな雰囲気で話をして，説得してみましょう。話し合いには，患者さん本人が比較的よく意見を聞いてくれる方に入ってもらうとよいでしょう。それでもダメなときは地域包括支援センターに相談し，警察に届けて対応策を練ってもらって下さい。そっと隠すことで銃刀のことをそのまま忘れてしまって問題が片付くことがありますが，時に逆上して大変な騒ぎになることがありますので注意が必要です。

　どうしても手放したくない銘刀などの場合は，息子さんか娘さんの名義に変更して所持が可能かどうか，警察に相談して下さい。そうすれば少し安心して，息子さんや娘さんなどの管理下に見せてもらうことで納得される場合があります。ただし，同居の家族に認知症の人がいると，銃刀の所持の許可が下りない場合もあります。更新申請と関係なく医師が診断書を書くのも1つの有効な手立てです。重大な事故が起こる前に，適切な処理が望まれます。

Q17 Ⅱ章 ◉ 治療と対応編

ピック病に代表される前頭側頭型認知症は万引きやいろいろな行動の異常を示しますが，これらに対する薬物療法はありますか？ どう対応したらよいですか？

田平　武

抑肝散やメマンチン，あるいはフェルラ酸含有サプリメントなどが効くことがあります。それで抑えられない場合は抗精神病薬が使われることもありますが，薬で確実に抑えることは難しいです。よく行くお店や近隣の人に病気のことを話して協力をお願いしておきましょう。周徊という常同行動や，環境に影響されやすい特徴を無理にやめさせようとするのではなく，うまく活かして介護に役立てましょう。

　前頭側頭葉変性症はピック病に代表される行動障害型前頭側頭型認知症，意味性認知症，進行性非流暢性失語の3型に分類されます。中でも行動障害型前頭側頭型認知症（以下，前頭側頭型認知症）の行動異常には万引きや，時刻表的な行動パターンをとる周徊がよく知られています。万引きはお金を払わずにお店の商品を持ち帰る行為ですが，よその畑の作物や，木になっている果物などを無断で持ち帰る行為なども同じです。これは前頭葉の抑制機能の欠如によるもので，正常であればやってはならないことであると判断し脳が抑制をかけるのですが，前頭葉に病変が強い前頭側頭型認知症では抑制がかからず，行動に走ってしまうのです。人前で性的な内容の話を頻繁にしたり，お葬式でにこやかにふるまったりする人がありますが，これも同様の機序によるもので，前頭側頭型認知症の初期症状として気づかれるこ

とがあります。高速道路の逆走やパトカーを追尾してしまうなども，同様のメカニズムで起こっているのかもしれません。

薬物療法

　前頭葉の抑制欠如に対する薬物療法としては，抑肝散やメマンチン（メマリー®）などが有効のことがあり，一応試みてみる価値があります。サプリメントのフェルラ酸含有サプリメントが有効のこともあります。どうしても抑えなくてはならないときには，リスペリドンやクエチアピンなどの抗精神病薬を使いますが，かなり大量を必要とします。

　しかし，薬物によって確実に抑えるのは難しいです。よく行くお店や近隣の人にご家族が前頭側頭型認知症という病気であることを事前に話して理解を求め，注意するようにお願いをしておくことが重要です。そうすることで警察沙汰になることを避けることができます。前頭側頭型認知症の人は万引きなどで少なからず警察に保護されていて，家族が引き取りに行くことがありますが，そのときに診断書を持参すると引き取りがスムーズに行きますので，かかりつけの医師から診断書をもらっておくことをお勧めします。もちろん店の商品は返品するか，料金を支払います。

特徴的な行動異常

　前頭側頭型認知症の患者さんに特徴的にみられる「周徊」は，決まった時間に決まったところを回って帰ってくる行動です。たとえば，朝9時に出かけコンビニAに立ち寄りスポーツ新聞を買い，9時半ごろ喫茶店Bに入り新聞を読みながらコーヒーを飲み，10時になると近くの神社Cの境内を散策し，10時半になると公園Dの鉄棒にぶら下がり，11時頃家に帰ってくるという具合で，時刻表的な行動を毎日繰り返します。これは徘徊と違って，道に迷うことはありません。これを止めるとかえって逆上し混乱が増しますので，自由にさせておくほうがベターです。もちろん薬も必要ありません。

周徊は常同行動という行動異常の1つです。たとえば毎日素麺ばかり食べるのも常同行動の一種です。この常同行動は壊すと問題が大きくなりますので，むしろこの常同行動を利用して介護負担を減らすようにします。すなわち一定の行動をいくつか組み合わせてパターン化して，毎日連続してそれを行うようにしてもらいます。ワンパターンの常同行動が成立しますと，毎日それをやってくれるようになります。その中にデイサービスも入れておくと，毎日デイサービスにも行くようになります。

　そのほかに，環境に影響されやすいという特徴もみられます。たとえば，メジャー(巻き尺)が置いてあるといろいろな物の長さを測ったり，人の言うことや行為をオウム返しにしたり，診察室に貼ってあるポスターなどの文字をいちいち読んだりします。これをうまくケアに利用する方法があります。たとえば，食後歯ブラシを目の前に置いておくと，何も言わなくてもすぐに歯磨きを始めます。掃除道具を置いておくと掃除を始めますし，洗濯物を取り込んで置いておくとたたんでくれたりもします。その中に本人の得意なジグソーパズルなどを入れておくと，それに集中するため時間が稼げます(図1)。

　今日はあれとこれをやってもらおうと計画を立てておき，うまく誘導することでケアがうまくいくようになります。介護者が感情的になると患者さんも影響されて感情的になり興奮しやすいので，穏やかな対応を心がけて下さい。

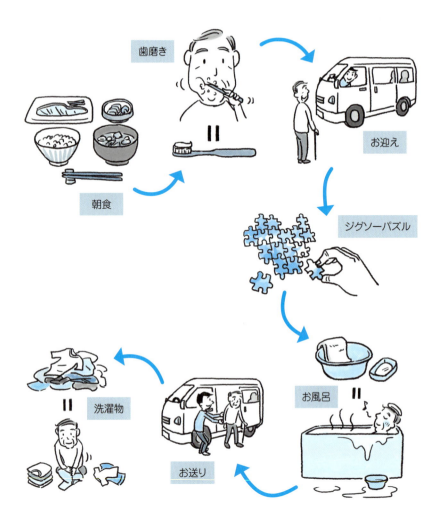

図1 環境からの影響されやすさと同じ行為を繰り返す習性を利用した前頭側頭型認知症のケア

前頭側頭型認知症では，環境に影響されやすいという特徴や，同じ行動を繰り返す習性があります。これをうまく利用してパターン化すると，毎日同じことをやるようになり介護がとても楽になります。たとえば，朝食後歯ブラシを置いておくと，何も言わなくても歯磨きをします。デイサービスの迎えが来て発車サイン音を鳴らすと，車に乗ってデイサービスに行きます。デイサービスでは本人が好きなジグソーパズルなどを置いておくと，それに熱中します。時間を見計らって風呂桶とタオルを置くと，お風呂に入ってくれます。デイサービスから帰ったとき，取り込んだ洗濯物を置いておくとそれをたたんでくれます。このように同じ行為をパターン化すると，毎日同じ行為を繰り返すようになり，介護に利用することができます。

Q18 Ⅱ章 治療と対応編

認知症の母は、変なものが見える、玄関に人が来ているから見てきてとよく言います。誰もいなかったと言うと「あなたには見えないの?」と関係が悪くなります。どう対応すればよいでしょうか?

朝田 隆

幻視は脳神経疾患のほか認知症では、レビー小体型認知症にみられやすいとされています。アセチルコリンエステラーゼ阻害薬やある種の漢方薬などが効くことがありますが、改善が得られないこともあります。ご家族はつい否定したくなるのですが、幻視が起きたら触らせて、いないことを確かめてもらったり幻視のもとがわかったらそれを取り除くなどして安心させることが肝心です。

　実在しないものが見える現象を幻視と言います。幻視は認知症をはじめとする様々な脳神経疾患でみられることがあります。特にレビー小体型認知症は、こうした幻視とともにそれと関係の深い妄想がみられやすいことが知られています。この幻視にはある程度限られたパターンがあります。多いのは、見知らぬ子どもが家の中に入っているというものです。そこで、食事や布団を用意してあげたくなる人も少なくありません。

　一方で困るのは、見知らぬ他人が家の中に入り込んでいて、勝手に占拠しているというものです。いくら追い払っても入ってくる、勝手に家の中を歩き回っているといったものです。それだけにいらいらとして攻撃性が高まり、じっとしていることができません。さらに怖いのは、その幻を追い払おうとして、階段まで追い詰めたり2階の窓

から追い出そうとしたりすることで，自らが転落してしまう危険性があることです．実際，筆者はこうした状況で大けがをした患者さんを知っています．

　ご家族はこうした，他人が家に入り込んでいるといった話を本人から聞かされると，びっくりするか呆れかえって，ただ否定するだけということになります．しかし当人には本当に見えるわけですから，自分が理不尽に否定されたと思い，怒り出してしまうことがとても多いのです．

　まずご本人に，どのような時間に，どこで，どのようなものが見えるのかをしっかり聞いてみることが重要です．そしてご家族が「本人には確かに見えていて，単なる思いつきではない」と理解することが，対応の出発点になるでしょう．

　その上で，ご家族が付き添って周囲を観察してみます．もちろん見えないのですが，ご本人が「ほら見えてきた，そこにいるだろう」と言い始めるかもしれません．こうした幻視は，くもりや雨の日，夕方と

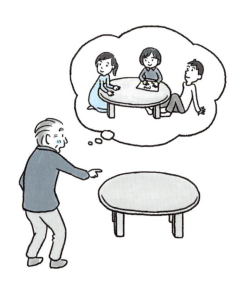

いう暗い時間帯に，ある特定の場所で生じがちです。

　たとえば，赤い食品の容器を見ていたら，それが女性の口紅を塗った唇に見えてきたというようなタイプのものです。また多いのは，明け方にふと目を覚ますと，自分の寝ている部屋の中に複数の人がウロウロしているといったものです。

　対応としてまず基本となるのは，レビー小体型認知症に効果があるとされているアセチルコリンエステラーゼ阻害薬を使うことです。また漢方薬（抑肝散）などが効くこともあります。

　一方，対応の面で大切なことは，「見えたら，その人に触れて，出て行くように言いなさい」という指示です。触るという行為をすると，実際には存在しないということが本人にもわかるところが大事です。ただし，それでもこうした幻視が消えるわけではありません。

　そこで，訴えがあるときには，いつも「それはない」というのではなく，時には黙って肯定する様子を見せることもよいでしょう。人によっては幻視が比較的容易に改善することもありますが，なかなか改善が得られない方も少なくありません。そうした場合には，状況を詳しく聞いて，それらを少しでも改善してゆくような方法を見つける努力が求められます。少なくとも幻視のもとになるものが何かわかったら，それを取り除くか何かで覆って見えないようにします。一番肝心なのは，幻視があっても「大丈夫だよ」と安心させることです。

Q19 Ⅱ章 治療と対応編

父は前頭側頭型認知症と診断されました。毎日同じ時間に同じ場所に出かけ，拾ってきた変なもので部屋が足の踏み場もないくらいです。どう対応したらよいでしょうか？

田平　武

認知症の一部に特徴的な「周徊」に収集癖が加わっているようですね。一見がらくたのようにしか見えないかもしれませんが，認知症の人にとっては宝物です。黙って捨てるようなことは避けて，本人に取っておくものを選んでもらいながら少しずつ捨てていきましょう。

　毎日同じ時間に同じ場所に出かけるのは周徊という行動異常であることはⅡ章Q17で述べました（**115頁〜参照**）。ものを拾い集める，あるいは買い集めるのは収集癖の一種です。収集癖は普通の人にもよくみられ，喪失感の穴埋めをするために，あるいは戦後の物のない時代に育った人がもったいないという気持ちから，スーパーで買ってきた食材を入れたプラスチックの容器などをすべて保存しているといったことはしばしばみられます。このほか，ぬいぐるみを集めたり，プラモデルを集めたりといろいろです。認知症では前頭側頭型認知症で比較的多くみられますが，アルツハイマー病でもみられます。

　認知症の人が集めるものは少し変わっていて，何の役に立つのだろうと思われるような針金，金属片などが多く，まさに足の踏み場もない状態が起こります。中には針金で上手に知恵の輪を作ったりすることがありますが，多くはただ集めるだけです。本人はいたって真面目で宝物のように思っていますので，うかつに捨てると大変なことにな

ります。しかし，放っておくと寝るところもなくなりますので，捨てる必要があります。本人がいないときに，捨てたことがわからないように隅のほうから少しずつ捨てるようにします。

　アルツハイマー病の人は収集癖というより，片付けができなくなって，部屋中がいろいろなもので埋まっていきます。特に女性の衣類は紙袋や箱に詰めていくつも部屋中に積み重なって，人が通れる幅だけ空いている状態になっていることがあります。アルツハイマー病の人は捨てることにそれほど抵抗しませんので，本人とよく相談して断捨離を実行しましょう。5枚に1枚あるいは10枚に1枚を残すように本人に選んでもらい，思い切って処分するとけっこうスペースが空いてきます。一段落したら2回目の断捨離を実行します。

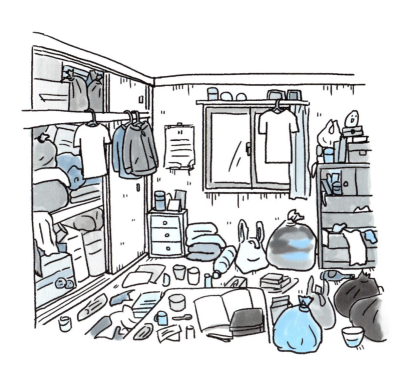

Q20 Ⅱ章 ● 治療と対応編

母は専門医から認知症と診断され，要介護認定の申請をしているか聞かれました。認知症の要介護認定申請とはどういうことをするのでしょうか？ 介護保険ではどのようなサービスが受けられますか？

朝田 隆

市区町村の窓口で要介護認定の申請を行うと，主治医による意見書の作成と市区町村の職員による訪問調査が行われ，両方の情報を元に審査・判定し，要支援1～2，要介護1～5の7つの区分のいずれかに認定されます。訪問介護や看護を自宅で受けるサービス，デイサービスなどの通所サービス，短期入所サービス，特養や老健などの施設入居によるサービスなどがあります。

要介護認定の申請

　介護保険制度による介護サービスを利用するには，要介護認定を受ける必要があります。まず自身の市区町村へ申請を行いますが，申請窓口は各役所にあり，介護保険課などが担当します。あるいは役所の総合案内などで「要介護認定の申請をしたい」と言えば該当する窓口を教えてもらえます。

　申請には申請書のほか，介護保険被保険者証が必要です。年齢が40～64歳までの場合には，原則的に対象ではないので（具体的な認定要件はⅡ章Q21，129頁～参照），介護保険被保険者証はありませんから，医療保険被保険者証を提出します。基本的なことに加えて「主治医意見書」を作成してもらうための必要事項を申請書に記入し提出します。主治医意見書の作成と並行して，市区町村の職員などから訪問

を受け，聞き取り調査(認定調査)が行われます。

その後市町村に設置されている介護認定審査会において，要介護状態の程度が判定されます。この判定結果により，要支援1～2，要介護1～5の7つの区分が認定され，それに応じて利用限度額が決まります(図1)[1)]。わかりやすく言うと，要介護1に認定された場合に利用できる1カ月当たりのサービスの量は約16万6千円で，要介護5では36万1千円になります。お金が支給されるのではなく，その金額に相当するサービスが支給されます。なお全費用の1割(一定以上の所得がある人の場合は2割)を利用者が負担することになります。

介護保険で受けられるサービス

介護保険により利用できるサービスは，大きく分けて以下の6つに分類されます(表1)。

① ホームヘルパーによる訪問介護や看護師による訪問看護など自宅で受けるサービス。
② 通所により受けるサービスで，デイサービス(通所介護)とデイケア(通所リハビリテーション)があります
③ 短期入所により受けるサービスがあり，ショートステイなどがこれに該当します。なお利用上限は連続30日間とされます。
④ 施設入居により受けるサービス。これは特別養護老人ホーム(特養)，介護老人保健施設(老健)，介護療養型医療施設といった施設へ入居して利用するサービスです。家庭の事情や介護力の限界などの理由で，自宅での介護や施設への通所が困難な場合には，施設へ入居して介護を受けることになります。
⑤ 介護用具の購入補助や貸与のサービス。これは車いすや介護ベッドなどのレンタルや，車椅子用のスロープの設置などバリアフリー化するための住宅改修費用の補助，ポータブルトイレなど特定福祉用具購入などの補助が該当します。

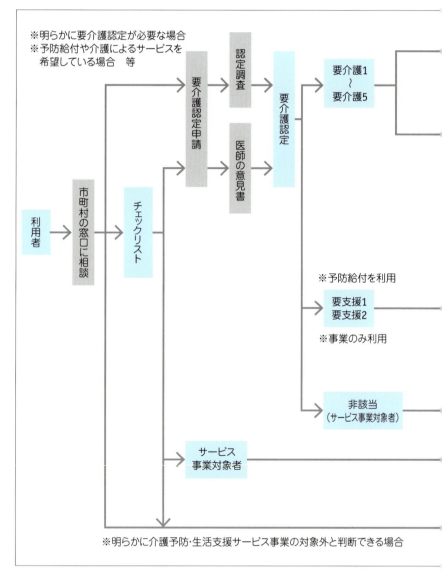

図1 介護サービス利用の手続き

要介護認定の申請が行われると,主治医に主治医意見書の記載が求められます。また,市区町村の職員などから訪問を受けて行われる認定調査(74項目の基本調査)から,コンピューターによる一次判定が行われます。さらに特記事項を参考にして介護認定審査会において二次判定が行われ,要介護認定の結果が申請者に通知されます。介護サービスは介護給付,予防給付,総合事業に分かれています。

(文献1より引用)

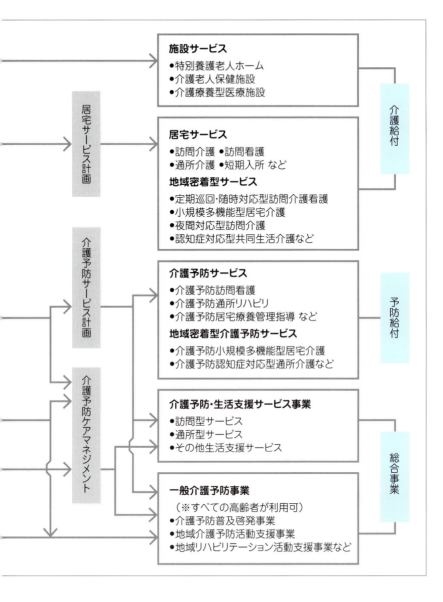

表 1 介護保険により受けることのできるサービス

項 目	内 容
訪問サービス	訪問介護，訪問看護，訪問リハビリテーション，栄養指導，服薬指導
通所サービス	デイサービス，デイケア
短期入所サービス	ショートステイ
入居サービス	グループホーム，介護老人保健施設，特別養護老人ホーム，介護療養型医療施設
補助，貸与	介護用具購入補助・貸与，バリアフリー化など住宅改修補助等
ケアマネジメント	ケアプランの作成，結果の評価

⑥ケアマネジメント。ここでは介護サービスの利用者の要介護状態や生活状況を把握したうえで，様々な介護サービスを組み合わせたケアプランが作成されます。さらにこのプランによるサービスが提供されるよう事業者と調整がなされ，サービスが提供された結果の確認・評価も含まれます。

文 献

1) 厚生労働省老健局：公的介護保険制度の現状と今後の役割，平成30年度．
 [https://www.mhlw.go.jp/file/06-Seisakujouhou-12300000-Roukenkyoku/0000213177.pdf]

Ⅱ章 ● 治療と対応編

Q21 介護保険制度の主治医意見書を書いてほしいのですが,どうしたらよいでしょうか?

朝田 隆

申請者が40歳以上65歳未満の場合は要介護状態が16の特定疾病によることが認定要件となるため,該当する場合の診断根拠の記入が重要になります。また介護認定審査会では介護の手間に係る審査と状態の維持・改善に係る審査判定が行われるため,介護の手間の程度や状況,認知症による問題をできるだけ具体的に,平易にわかりやすく記入します。さらに障害高齢者の日常生活自立度と認知症高齢者の日常生活自立度の評価も判定の際の参考にされます。

　要介護認定は,市区町村職員等による調査によって得られた情報,および主治医が書く意見書に基づいて,市区町村等に置かれる介護認定審査会で全国一律の基準に基づいて行われます。介護保険法では,被保険者から要介護認定の申請を受けた市区町村は,当該被保険者の状況等について,申請者に主治医がいる場合には,主治医から意見を求めることとされています。それだけに審査判定に用いられる主治医意見書の役割はきわめて大きいものです。

　医師会などが示している意見書作成のポイントは,以下のようにまとめられます。まず介護認定審査会では,難解な専門用語を用いることは避け,平易でわかりやすい記入を求めています。主治医意見書に関して,特に注意すべきは以下の点かと思われます(図1)[1)2)]。

　①申請者が40歳以上65歳未満の場合(第2号被保険者)には,要介護状態の原因が定められた16疾病(特定疾病)によることが認定要

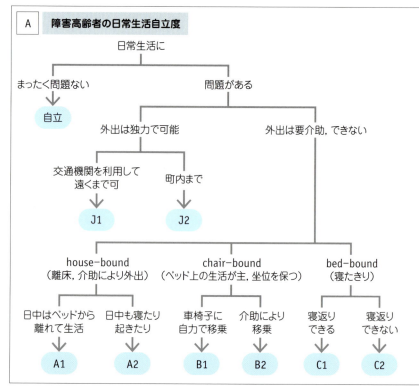

図1　主治医意見書に求められる日常生活自立度の判定

主治医意見書では障害高齢者の日常生活自立度と認知症高齢者の日常生活自立度を判定する項目があり，ここでは判定しやすいように図示してあります。
なお，著しい精神症状や行動・心理症状あるいは重篤な身体疾患がみられ，専門医療が必要な場合は「M」と判定し，介護保険ではなく医療保険の対象となります。

(文献1, 2を元に作成)

件となっている。

　②主治医は障害高齢者の日常生活自立度と認知症高齢者の日常生活自立度を判定して記入する。

　次に介護認定審査会では介護の手間に係る審査判定が行われます。ここでは医学的観点からの意見等を加味して，介護の手間の程度や状況等が総合的に勘案されます。審査への影響を考え，介護の手間の程

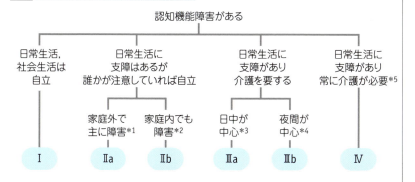

B　認知症高齢者の日常生活自立度

例
*1：買い物に行くが同じものを買ってくる，簡単なおつりの計算が難しくなってきた
*2：服薬管理ができない，1人で留守番ができない
*3：意思の疎通が困難，排泄の失敗があり汚した下着を隠す
*4：夜中に徘徊し何時でも注意を払う必要があり，家族の介護負担が大きい
*5：コミュニケーションがとれず，着替えや食事にも介護を要し，昼夜を問わず徘徊し目が離せない

度や状況等について具体的な状況を挙げて記入すべきです。

　また，状態の維持・改善に係る審査判定が行われ，「要支援2」「要介護1」のいずれの要介護状態等区分に該当するかは当事者・家族には大きな境目になります。心身の状態が安定していない者（不安定とした者）や認知症等により予防給付等の利用に係る適切な理解が困難な者はより介護度が高く，そうでない者はより軽い「要支援」と判定され

ることとなります。介護の手間に関する記述と同様に認知症についても具体的な問題を明記する必要があります。

　また一方で、主治医の意見を重視しようとする審査会の方針があります。つまり審査会の意見よりも、申請者を長期間にわたって知っている主治医の意見のほうが、申請者の状況をより正確に把握しているようなら、審査会は認定調査員の調査結果を修正し、一次判定からやり直します。

　忘れてならないのは、主治医意見書の目的は"当事者に適切なサービスを受けて頂くこと"です。そのため特記事項などの欄に介護サービス計画作成等に有用となる留意点を具体的に記入するのはとても重要です。

　なお当然ながら、当事者・家族や主治医が審査結果に納得できない場合があります。そこで要介護認定の審査を受け直したいときは、地域包括支援センターのケアマネジャーに相談し「区分変更」の申請を行います。その方法が難しい場合は、「不服申し立て」の制度もあります。この区分変更とは、要介護認定を受けている人で心身の状態が著しく変化した場合、認定有効期間内（申請から原則6～12カ月間）でも更新時期を待たずに要介護認定の審査を受けられるという仕組みです。申請の手続きは本人や家族が行うのが原則ですが、ケアマネジャーが代行することも可能です。

文献

1) 東京都医師会：主治医意見書記載マニュアル．2002．
2) 東京都医師会：主治医意見書記載マニュアル．2018．

Ⅱ章 ◉ 治療と対応編

Q22 認知症の母はデイサービスに行くように勧めてもあんな馬鹿げたところには行きたくないと言いますが，無理にでも行かせたほうがよいのでしょうか？

田平　武

デイサービスの良さをどんなに言葉で説明しても，うまく伝わらないことがあります。実際にいくつかの施設を見学して，まずは本人に気に入ってもらうことです。行き始めると，自分が楽しむだけでなく，施設の仕事を手伝うことに喜びを見出したりすることもあります。無理やり行かせて問題行動が生じたりした場合は，医師に相談しましょう。

デイサービスを利用する本人と介護者の利点

　筆者の患者さんにも絶対に行かないと言って頑張っている人が何人もいます。理由を聞くと，「ああいうところは認知症の人や歳をとった人が多く，自分が行くところではない」と言います。自分はまだそれほどではないという病識の欠如と，デイサービスがどんなところで，利用するとどんなメリットがあるか，という教育が行われていないのが大きな理由になっています。「他人と話すのはいやだ，1人で家にいるほうが気楽だ」という声も多く，「お金がかかるので家族に迷惑がかかる」との声も聞かれます。

　言うまでもなく，デイサービスに行くと軽い体操やゲーム，カラオケなどがあり，会話もあり，本人の身体・認知機能が活性化されます。社会参加は認知症の進行を抑える重要な要素となっています。また，頻回に利用される方は服薬管理をお願いすることで，薬の飲み忘れが減ります。食事や入浴サービスにより，栄養管理が行われ，清潔も保

たれます。施設では皆で見守りをしますので，徘徊・行方不明といった危険が減ります。

　デイサービスに行っている間，本人が得るメリットはもとより，介護者が，介護から解放され介護負担が減り，元気になります。そうすることで介護力も上がってきます。介護力は認知症の人の予後を左右する大きな要素の1つです。介護力を上げるためにもできるだけデイサービスを利用するようにしましょう。

デイサービスに行きたい気持ちにさせる

　気持ちが向かない認知症の人にデイサービスの良さをどんなに言葉で説明しても，通じません。今から教育してももう遅いのです。家族の中には，この人の言うことなら聞くという人（仲のよかった妹とか，長男など）がいます。まず，そういう人に「行ってごらん」と言ってもらいましょう。ただし，それでも多くの場合は，行ってくれません。かえってヘルパーさんや役場の人，また病院の先生には弱いという人がおられるので，そういう人に説得してもらう手もあります。

　認知症の人には変な理屈があって，スポーツジムには行くけどデイサービスには行かないという人もいます。「あそこはスポーツジムよ」とか「リハビリをするところよ」と言うと，受け入れてくれる場合もあります。

　好みが合わないと言う場合もあります。家族が一番いいと思っても本人はそうは思わないことがあります。複数の施設を見学させてもらい，本人が一番気に入ったところに決めるとうまく行くことがあります。家族がいいと思っても，本人が気に入らなければ，結局すぐにやめてしまいます。

　デイサービスには一般対応型と認知症対応型がありますが，プライドの高い認知症の人は，一般対応型のほうがよいかもしれません。軽度認知障害（MCI）の人は，デイサービスよりデイケアがいいでしょう。

馴染みでないところは嫌だという思いも強いと思われます。「バスが来たから一緒に行ってみましょう」ときっかけをつくると行くことがあります。はじめは家族の方が一緒におられて，ある程度慣れてから1人にされるとよいでしょう。また初めから送迎車に乗せるとどこに連れて行かれるかわからない，という恐怖感も強いと思われます。慣れるまでは家族の車で送り迎えするのもよいかもしれません。

　年齢が若く元気な方で認知症も軽度の方は，施設の仕事を手伝ってもらうという手もあります。筆者の患者さんにもそういう方がおられますが，本人はデイサービスに行っているとは思っておらず，「お年寄りのお世話をしに週4日行っている」と話します。食事の準備を手伝ったり，簡単なことをお手伝いされているようです。

　デイサービスに行き出してからも，日によっては送迎車に乗るのを拒否されることがあります。そういうときは無理をせず，理由を探ってみましょう。寝起きでまだ十分目が覚めていないときは，誰でも億劫に感じます。それが原因のときはデイサービスの日は少し早めに起こすようにします。理由はわからなくても，送迎車が来たときに「皆さんに挨拶だけでもしましょう」と連れ出すと，そのまま乗って行くことがあるそうです。

　施設の職員の中に，好きなタイプの人と嫌いなタイプの人がいることもあります。好きなタイプの人が迎えに来るとすんなりデイサービスに行ってくれるのに，嫌いなタイプの人が来ると拒否することもあります。そういうことがわかれば，できるだけ好きなタイプの人に迎えに来てもらうよう，施設の人にお願いしてみて下さい。できるだけ対応してくれるでしょう。

　施設入所やデイサービスの利用を拒否する理由が，見捨てられ妄想のことがあります。また，デイサービスに無理やり行かされたと言って，家族に対し暴言を吐き暴力をふるうこともあります。このような

場合には医師による適切な薬物療法が効果を上げることがありますので，医師に相談してみましょう。

> **コラム　かかりつけ医へのアドバイス**
>
> ### デイケア嫌いに適切な薬物療法
>
> デイケアに行きたくない理由には様々なものがあります。ご注意頂きたいのは，ここでいう適切な薬物治療とは，デイケアが嫌だという人全般に通じる話ではなく，拒否の背景に精神症状があるような場合に対してです。すなわちデイに行かされることで家族から捨てられるという「見捨てられ妄想」，あるいはうつ病が背景になっているもの，さらには不安が強くご家族と離れたくないシャドーイング（後付き歩き）のような状態もあります。このような場合でも基本的には環境調整等を行うことになりますが，それでもうまくいかない場合には薬物を使わざるをえません。
>
> 見捨てられ妄想に対しては，錐体外路徴候などの副作用に注意しながら，最小限の非定型抗精神病薬の使用が基本になるでしょう。また，うつ病やうつ状態にある人でもこのような現象がみられます。そのような場合には，SSRIやSNRIといった新しいタイプの抗うつ薬の使用が望ましいかもしれません。さらにシャドーイングなど不安が明らかに強い場合には，少量の抗不安薬の使用が望まれます。

Q23 認知症の音楽療法について教えて下さい。

朝田 隆

音楽を聴いたり歌を歌ったりすることは，一般に，心理面，身体面によい効果があるとされますが，認知症においても，脳を活性化させるばかりでなく不安や焦燥を和らげたり，注意や記憶などの認知機能にも有効であるとされています。また，音楽に合わせて体を動かすことにより，加齢に伴う神経活動の遅れや聴覚の衰えを予防する効果がみられるとの報告もあります。

音楽，特に歌うことには呼吸器など身体面ばかりでなく，メンタル面にも効果があるとされます。歌はヒトが生まれつき無条件に愛するものの1つです。歌うときの脳活動の研究は，鳥類とヒトには意外な共通点があるという観点から，遺伝子研究によって進みました。またヒトでは，音楽を聴くことと脳機能の関係では，モーツァルトのK448「2台のピアノのためのソナタ」を聴く効果が報告されて以来，音楽が持つ脳への影響力が注目されるようになりました。

最近では認知症の人々が，若い頃の懐かしい音楽を久々に聴くことで心身が活性化する現象に注目した，『パーソナル・ソング』（原題：Alive inside）という映画が世界的にヒットしました。薬は精神を鎮静化するが，音楽は心の灯をともすというテーマでした。こうした音楽効果については若年者では確かになりましたが，高齢者ではまだ十分な検証にまでは至っていません。

音楽療法には多くの手法がありますが，音楽を聴く，歌を歌う，音楽を用いた介入，バックグラウンドミュージック（BGM），複数の刺激法を用いた音楽，そして合奏に大別されます。

歌うことは，呼吸器や口腔・嚥下機能，また神経の疾患に加えて気分と社会交流にも有効であることが知られています。また認知症患者の気分と行動に対して，たとえば，うつと不安，焦燥に効果的だとされます。一方で認知機能面では注意，精神運動速度，記憶，見当識，遂行機能への有効性が言われています。また音楽トレーニング（音楽に合わせて体を動かすこと）で，加齢に伴う神経活動の遅れや聴覚機能の衰えを予防できると報告されています。音楽を聴くことで大脳の活性化が生じ，それは聴覚野のみならず注意，記憶などに関わる大脳領域まで巻き込むようです。

　なぜ音楽が認知機能に効果的かについて，神経新生，神経再生と修復，神経内分泌への作用などが想定されています。たとえば，歌うことは非常に複雑な心身活動で，感覚と運動を司る大脳領域の活性化とお互いの連携を必要とします。つまり歌ったり聴いたりする際には，脳の内部で連携する神経ネットワークが働きます。しかもこのネットワークはトレーニングによって変化してくるようです。

　一方で，神経の新生，再生に作用するものにステロイドホルモンがあります。音楽活動とこのステロイドホルモンの働きは相関します。また音楽はエンドルフィンなどの快楽物質の放出を促しますが，こうした物質はヒトの社会性などの背景にあるのです。さらに音楽は不安などの精神症状を改善することで，間接的に認知機能に影響するという考えもあります。

　最後に，音楽療法に関する日本からの興味深い報告があります。これは認知症の人へのカラオケの効果を扱ったものです。佐藤ら[1]が，10人のアルツハイマー病の方に「好きなカラオケ曲を歌う」という介入を6カ月間行ったところ，全般機能で改善があったと報告しています。この研究成果から，音楽と歌唱によって神経効率が改善すること，つまり神経可塑性に音楽が影響することが示唆されます。

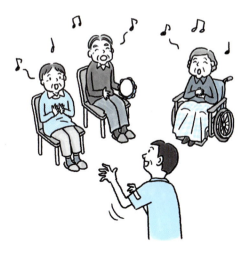

文献

1) 佐藤正之, 他: アルツハイマー病に対するカラオケを用いた音楽療法―神経心理学的検討とfMRI実験. Dementia Japan. 2013; 27(4):520.

Q24 Ⅱ章 ⦿ 治療と対応編

認知症のアロマテラピーについて教えて下さい。

田平 武

A 花やハーブから抽出した精油という成分を嗅いでもらいます。たとえばローズマリーなどは集中力や記憶力を高め,ラベンダーなどは気分を鎮めて落ち着かせる作用があるので,ハーブの特徴により使い分けます。認知症においてはBPSDの緩和に使われてきましたが,認知機能や中核症状にも効果があることがわかってきました。昼夜の生体リズムを整え,良質な睡眠を得られることにもつながるようです。

　認知症,特にアルツハイマー病やレビー小体型認知症などでは,早期から臭いの機能が落ちていることがわかっています。これは臭いを司る嗅覚神経とそれが関係する大脳辺縁系に,早期からこれらの病気の原因物質が蓄積することによります。また,嗅覚を刺激すると,大脳辺縁系から前頭前野が活性化することがわかっています。そこで認知症の人にハーブなどの香りを嗅いでもらい,脳を活性化し,ひいては認知症の進行を遅らせようというのがアロマテラピーです。花やハーブを直接嗅がせるのもいいですが,これらから香りの成分を集めた精油というエッセンスが使われます。

　筆者も認知症の患者さんに臭いのテストをしたことがあります。使用したのはグローバルエンジニアリング社(現在はGEウェルネス社)の「はからめ®」というものです。これは10枚のトランプのようなカードが小さな箱に入っていて,それぞれのカードには10円玉大のものが塗ってあり,そこに臭いが封じ込めてあります。そこを爪でひっかくと臭いが出てきます。そのカードには臭いのもとになるもの

の名前が5つほど書いてあり，自分が嗅いだ臭いが当てはまると思うものに丸を付けます。それを10枚ほど行ってカードを機械に通し計算すると，臭いのスコアが出てくる仕組みです。その結果，臭いのよくわかる人は認知機能がよい，臭いのわからない人は認知機能も悪いというきれいな結果が出ました（図1）。

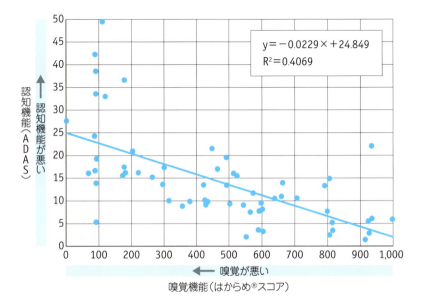

図1　嗅覚機能と認知機能の相関
はからめ®という嗅覚を評価する道具を用いて嗅覚機能と認知機能を調べたところ，両者にはきれいな相関がみられました。横軸が嗅覚機能で縦軸が認知機能です。嗅覚が悪いほど認知機能が悪いことがよくわかります。

　アロマテラピーは心地よい匂いを嗅ぐことでリラックスし，ストレスを緩和し，睡眠も改善することから，認知症の行動・心理症状（BPSD）を緩和することに使われてきました。しかしそればかりではなく記憶などの認知機能を改善し，中核症状に対する効果もあること

がわかってきました。このアロマテラピーは劇的な効果は期待できませんが，認知症の改善に一定の効果がみられることが多くの研究者によって確認されました。

　アロマテラピーが有効である理由はまだよくわかっていませんが，脳のアセチルコリンなどの伝達物質が増加することが示されています。また，記憶の中枢である海馬では大人になっても神経細胞がつくられていることがわかっていますが，新しく生まれる神経細胞が増加することもわかりました。さらに前述したように臭い刺激は情動の中枢である扁桃体をはじめとする大脳辺縁系を刺激し，ストレスを緩和し，自律神経を調整する作用があるのです。

　ヒトの自律神経には交感神経と副交感神経があります。交感神経は日中によく働き，副交感神経は夜間によく働きます。したがって，朝はローズマリーなどの交感神経を刺激する精油を使います。交感神経の適度の刺激は集中力を高め，記憶力を増強します。夜はラベンダーなどの副交感神経を刺激する精油を使います。副交感神経を刺激することで体が夜のパターンとなり，睡眠を誘導し消化が促進されます。

　いずれも精油を飛ばし部屋中に香りが広がるようにディフューザーという道具を使い，朝は明るい部屋で，夜は薄暗くした静かな部屋で行います。これを毎日繰り返すと昼夜の生体リズムが規則正しくなり，よい睡眠が得られるようになることもよい結果を生んでいると思います。

Ⅲ章
予防編

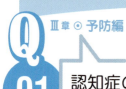

Ⅲ章 ⦿ 予防編

Q01 認知症の予防は早期から始めたほうが予防効果が高いと言えますか？ 認知症を早期に発見するよい方法はありますか？

田平　武

アルツハイマー病は，症状が始まる20年以上前から病変が生じており徐々に進行していきますので，40〜50代から予防を始めて早すぎることはありません。早期発見のために受けられる検査としてPET検査，脳脊髄液検査があり，前者は保険がきかないので自己負担が高額であること，後者は検査時の被検者への負担が大きいことが課題です。そのほか血液検査による研究も進んでいます。予防法として運動，抗酸化作用のある食品の摂取，ストレスの解消，社会参加，良質な睡眠などが言われています。

　その答えはイエスです。しかし，まだ完全に証明されたものではなく，おそらく正しいであろうと思われる仮説の段階であることをお断りしておきます。

　アルツハイマー病を例にとってお話しします。アルツハイマー病では認知症が始まる20年以上前から，脳の病変が生じはじめていることがわかりました。脳の病変が生じはじめてから10年以上遅れて物忘れが出てきますが，まだ認知症ではない時期があり，この時期を軽度認知障害と言っています。軽度認知障害の時期を数年経てやっと認知症の症状が現れ，アルツハイマー病と臨床的に診断されるのです。アルツハイマー病を発症してから原因物質を取り除いても，認知症はまったく改善しませんでした。なぜかというとその時期には脳がずたずたに壊れていて，"時すでに遅し"という段階になっていたのです。

したがって、アルツハイマー病を予防するには臨床症状が出る前に始めなくてはなりません（図1）。

アルツハイマー病はだいたい70歳頃から認知症の症状が出ることが多いので、多くの人では50歳頃から脳の病変が生じはじめていると考えられます。したがって、アルツハイマー病は50歳頃から予防に努める必要があります。もちろん80歳で臨床症状が出る人の場合は、60歳頃から予防法を実行しても間に合うことになります。もっと早く臨床症状が出る人は40歳頃から予防法をスタートする必要があるでしょう。ですから早ければ40歳になったら認知症予防に努め、

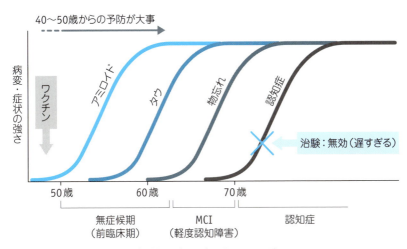

図1　アルツハイマー病の発病経過と予防のタイミング

アルツハイマー病は認知症を発症する20年以上前から、脳の病変が生じはじめていることがわかりました。認知症を発症した後に様々な治験が行われましたが、認知症が軽い段階でも認知症の改善はみられないという結果に終わりました。発症後では「時すでに遅し」という状態であったのです。ただ、発症後でも進行を遅くする可能性はまだ十分残されていると思います。そこで、脳の病変が生じはじめてから認知症を発症するまでの間が予防のタイミングとなります。アルツハイマー病は70歳頃から発症することが多いので、40～50歳頃から予防を開始するのがベストです。アルツハイマー病を予防するワクチンの開発が行われていますが、接種はこの時期がベストタイミングとなるでしょう。

軽度認知障害（mild cognitive impairment：MCI）：記憶などの認知機能の明らかな低下がみられるが、まだ認知症ではない時期。

無症候期（前臨床期）：脳に病変はあるが、物忘れも何もない時期。

その時期を過ぎた人は60歳でも70歳でもまだ認知症を発症していなかったら，予防に努めるとよいということになるのでしょう。

早期発見の方法

①**PET**：早期発見の方法ですが，1つは画像によるものがあります。脳に蓄積したアミロイドベータとタウを画像化するもので，PETを使います。特殊な検査機器なので国立や都立の研究所，特に認知症に力を入れている大学病院などにしか，まだありません。その有用性は確かめられていますが，わが国ではまだこの検査は健康保険を使って受けることができません。民間の病院で受けられるところがありますが，保険がきかないので1回30万円くらいかかります。

②**脳脊髄液**：もう少し簡便な検査法として，脳脊髄液を調べる方法があります。脳脊髄液は，腰のあたりを十分消毒して，長い針を第4腰椎と第5腰椎の間に刺して採取します。採取した脳脊髄液中のアミロイドベータ42という物質を測ると，脳にアミロイドベータが蓄積している人では，正常の人よりその値が低くなっています。また，アルツハイマー病の人ではタウという蛋白質の値が高くなっています。この方法によって早期のアルツハイマー病を約90％の確度で診断することができます。しかし，この方法は脳脊髄液を採取する手技が大変であるため，あまり普及していません。また，タウの測定には保険がききますが，アミロイドベータの測定には保険がききません。

③**血液**：また，もう少し簡便な方法として血液検査も研究が進んでいます。血液中のタウやアミロイドベータを測定する方法ですが，まだ実用化の一歩手前の段階です。MCBI社はアミロイドベータの分解除去に関わる3つの蛋白を測定することで，約85％の確率で初期アルツハイマー病の診断をする方法を開発しています。これはMCIスクリーニングテストと呼ばれ，蛋白質の測定だけだと2～4万円で受けることができます。さらにアルツハイマー病になりやすい遺伝子の検

査も行うと，合わせて4〜5万円です。判定は4段階で示され，「A. 問題ないでしょう」，「B. 定期的に検査を受けましょう」，「C. 積極的に予防に努めましょう」，「D. 認知症の専門医に相談しましょう」です。この試験はまだ15％程度間違いがあるので，参考程度に受けることになります。

予防の方法

①**運動**：予防の方法として，現在最もエビデンスが確立しているのが運動です。中年期の運動は軽い運動と中程度の運動が有効です。軽い運動というのは歩くこと（ウォーキング）が相当し，中程度の運動はジョギングが相当します。テニスで言うと軽い運動はダブルス，中程度の運動はシングルスに相当します。60歳を過ぎたら中程度の運動は避け，軽い運動にします。ウォーキングの場合，毎日40分程度が望ましいといわれています。スポーツジムに行って自転車こぎをしたり，プールで水泳あるいは水中歩行したりするのもよいでしょう。

最近，ただ運動するより，計算やしりとりをしながら運動する方法（これをマルチタスク法と言います）が，より効果が高いと言われています。ダンスなども音楽に合わせて振付を覚えますので，まさにマルチタスク運動と言えます。ダンスにはフラダンス，エアロビクス，社交ダンスなどいろいろありますが，筆者はジャズダンスをやっています。

運動にはヨガのようにストレッチを主とする運動と，エアロビクスのような有酸素運動（息をハーハーしながら行う運動）があります。筋力を高めるためにはどちらも有効ですが，認知機能の維持のためには有酸素運動のほうがベターで，有酸素運動は抗酸化作用を高め，認知症の最大の危険因子である老化を抑えるからだと言われています。老化は活性酸素による酸化が最大の促進因子になっているのです。すべての運動は骨，筋肉を丈夫にし，寝たきりになることを防ぎ，認知機能を保つ作用があります。

②**栄養**：2番目に大切なのは栄養です。カロリーの摂り過ぎは避けましょう。カロリーを摂り過ぎれば活性酸素が増加し，老化が促進されるばかりではなく，肥満や糖尿病といった認知症の危険因子を増強してしまいます。

　塩辛い食べ物，脂っこい食べ物もあまりよくありません。高血圧や動脈硬化症を引き起こし，ひいては脳の血管障害を起こしやすくなります。脳の血管障害は認知症の大きな危険因子になっています。

　魚油には抗酸化作用があり脳梗塞を予防する作用がありますので，魚をよく食べるとよいでしょう。魚をよく食べる人には認知症が少ないという疫学的データがあります。緑黄色野菜にはポリフェノールが多く含まれており，抗酸化作用，抗認知症作用があります。地中海食をよく食べる人には認知症が少ないというデータもあります。地中海食というのはオリーブ油，緑黄色野菜，魚介類の豊富な食事です。玄米食やカレーもよいと言われています。米ぬかには抗酸化作用の強いフェルラ酸が，カレーの黄色い色素であるターメリック（ウコンの根の乾燥粉末）には，やはり抗酸化作用の強いクルクミンがたくさん含まれています（Ⅲ章Q14，183頁〜参照）。このほか発酵食品，ビタミンE，ビタミンCの豊富な食べ物もよいです。ビタミンEはナッツ類，魚卵に多く含まれ，ビタミンCは新鮮な果物や野菜にたくさん含まれています。

③**ストレス解消**：3番目はストレスの解消です。過度のストレスは認知症の危険因子になっています。よく笑う人は認知症が少ないと言われています。筆者らは動物に強いストレスをかけると海馬の神経細胞が死んでしまうことを示しましたが（Ⅲ章Q13，180頁〜参照），これはヒトでも証明されています。レクリエーションを適度に行い，よく笑い，深呼吸をしてストレス解消に努めましょう。

④**社会参加**：4番目に大切なのは社会参加です。何もせずに家でゴロゴロしている人は認知症になりやすいです。町内会やクラス会，講演

会などいろいろな会合に参加し，また展覧会や催し物には積極的に参加し，人と交わるようにしましょう．高齢者のための体操教室や，運動トレーニングと知的トレーニングなどを組み合わせたプログラムになっている認知症予防教室も，とてもいいです．脳のネットワークを増やせば増やすほど認知症になりにくく，社会参加することで脳のネットワークが増えることがわかっています．脳のネットワークを増やすには，日頃使わない部分の脳を使うことが大切です．

⑤ **良質な睡眠**：5番目によい睡眠をとることです．睡眠不足や睡眠時無呼吸症候群は認知症の危険因子になっています．30分以下の昼寝は認知症を抑制します（**Ⅲ章Q12，178頁〜参照**）．私たちの記憶は睡眠中に整理され，定着します．また，睡眠中はアルツハイマー病の原因物質であるアミロイドベータを脳から取り除く機構が働くことがわかっています．

以上をまとめますと，少なくともアルツハイマー病の早期発見法はほぼ確立されてきていますが，症状や徴候が出てから予防するのではなく，40〜50歳を過ぎたら積極的に予防に努めるのがよいでしょう．予防法は「運動，栄養，ストレス解消，社会参加，よい睡眠」で，継続することが大切です（**表1**）．

表1 認知症の予防

項目	内容
いつ始めるか	40〜50歳
運動	有酸素運動（ウォーキング1日40分），ストレッチ
栄養	カロリー控えめ，塩分控えめ，魚（DHA），緑黄色野菜（ポリフェノール），ナッツ（ビタミンE），新鮮野菜・果物（ビタミンC），玄米，カレー，発酵食品
ストレス解消	気分転換，深呼吸，笑うこと
脳の神経ネットワーク増強	社会参加，人との交わり，日頃使わない部分の脳を使う，脳トレーニング
睡眠	7時間程度のよい睡眠，30分以下の昼寝

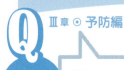

Ⅲ章 ◉ 予防編

Q02 脳にアルツハイマー病の病変がたくさんあっても認知症ではない人は脳の予備能が高いためだと聞きました。脳の予備能とはどういうことでしょうか? 予備能を高めるにはどうすればよいでしょうか?

朝田　隆

認知症で脳の神経細胞が壊れていくとしても健康な神経細胞が多く残っていれば，脳は全体として機能することができるという考え方に基づいています．好奇心を持って新しいことに挑戦することは脳を活性化し，予備能を高めることに効果的であるとされています．

　「高齢になっても呆けないためには，認知トレーニングが重要」ということは今や常識になりつつあります．具体的には2つのタイプがあるようです．まずパソコンなど電子媒体を使って行う認知トレーニングです．2016年のアルツハイマー病の国際学会で発表されて以来わが国でも注目されています．なお欧米でいう認知トレーニングとは，わが国のいわゆる「脳トレ本」とはかなり違うということをまずご理解下さい．次にレジャーとしてまとめられる楽器の演奏やチェスあるいはボードゲームなどを楽しむことも，認知機能の維持にとって重要だと考えられています．その例として，米国の修道院の研究からの報告があります．

　さてアルツハイマー病の原因は，老人斑すなわちアミロイドベータなどが脳の中に蓄積することによると考えられています．この研究では，亡くなられた修道女の生前の知的レベルと，死後解剖した脳の中の老人斑の関係などを調べています．そして意外なことに，老人斑の

数が多くても認知症症状を示さなかった人が多くいたと報告されています。そしてこうした人では，健康な神経細胞の数が多かったのです。そこから，神経細胞がたとえ傷害されても残っている細胞の数が多ければ，なんとかやっていけるという考えが生まれました。こうした考え方が「認知予備能」の基本になっています。最近ではこうした予備能をうまく活かせば，認知症にならずにすむ，あるいは認知障害の現れを遅くできると考えられています。

　そこでは2つ重要な考え方があります。まず代償作用すなわちそれまでは別のことをやっていた神経細胞が，傷害された細胞の代わりをやってくれるという考え方です。もう1つは残った神経細胞の中で，新しいネットワークができるという考え方です。いずれであっても，加齢に伴う傷害を受けても新たな脳機能ができるので，それまでの機能が維持できると考えられるわけです。

　当初，認知予備能は頭の大きさなど脳細胞の数が関係すると考えられていましたが，そう単純なものではないようです。それとは異なり，たとえば脳由来神経成長因子の活性化などの要因がその背景にあると考えられるようになりました。

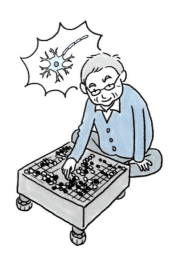

そこで強調されるのは,「学習」です。それも慣れていることをやるのではなく,これまでにやったことのないことにチャレンジする「新規性の追求」が重要だと言われます。そのためには好奇心を強く持って,これまでやったことのない,ある意味抵抗があることをやっていくという進取の気性が求められるわけです。実際,音楽の演奏やゲームなどは,様々な機能を同時に使い,さらに相手の手のうちを考えるなど多様な認知能力を同時に使います。このような脳の使い方が脳の若々しさに貢献するのではないかと考えられます。

> コラム　かかりつけ医へのアドバイス

認知予備能

予備脳(brain reserve)という言葉の端緒は,Katzmanらが1988年に発表した論文にあるとされます。死後に病理解剖された137名のアルツハイマー病(AD)患者を検討したところ,病理学的所見と臨床徴候の間には乖離があると報告されたのです。ADの病理がひどくてもほとんど臨床的徴候を示さなかった人がいる一方で,その反対の人もいたのです。前者では同年齢の対照者に比べて脳重量が重く,残存する神経細胞の数が多かったのです。ここから認知症の直接原因である大量の神経細胞死がなければ,認知症を免れると考えられるようになりました。すなわち,脳の容積が大きく神経細胞の数が多いと予備能になるかもしれないという考え方が認知予備能仮説の嚆矢になりました。その後,既存の認知プロセスや代償機能によって,大脳の傷害を補おうとする脳の活動を意味するようになりました。それには教育,社会・経済的状態,ライフスタイルなどが関与しているといわれています。しかし現時点で,ADや認知症を防ぐための認知予備能を高める確実な方法は,まだ見つかっていません。

Q03 Ⅲ章 予防編

私はまだ50歳ですが父と兄に糖尿病があり，父は認知症もありました。糖尿病があると認知症になりやすいと言いますが，私の場合どうすればよいでしょうか？

田平　武

糖尿病では糖を細胞に十分に取り込むことができないのですが，脳の神経細胞のエネルギー源のほとんどは糖なので，取り込みがうまくいかないと神経細胞がカロリー不足となり，認知症に発展しやすくなります。遺伝的要因がある場合，まずは医師の診断を受けられるのがよいでしょう。糖尿病と診断されたら薬による治療が必要になります。予備軍の場合は，運動療法や食事療法により生活習慣の改善に心がけてみて下さい。

　糖尿病があるとアルツハイマー病になる確率が3倍高くなります。福岡県久山町の長期縦断疫学研究でも，糖尿病はアルツハイマー病の危険因子であることが確認されました。糖の利用が悪ければ悪いほど，アルツハイマー病の病変が高度であることも確認されました。アルツハイマー病の脳では糖尿病と同じことが起こっていると言われています。

　すなわち，糖尿病の人はインスリンが不足したり働きが悪くなったりしているため糖を細胞にうまく取り込むことができず，その結果血液中に糖が余った状態になっています。余った糖は尿に出てきますので，糖尿となるわけです。血液中には糖が余っているのに，細胞は糖が不足しエネルギー不足の状態になっているのです。脳の神経細胞はブドウ糖をカロリー源として使いますから，神経細胞はいっそうカロ

リー不足になっており，認知症へと発展します。

　糖尿病の人が認知症になると，服薬管理が難しくなります。薬の飲み忘れは高血糖の状態をまねき，網膜症や腎症，脳血管障害が起こりやすくなります。脳血管障害は認知症を悪化させる因子になります。また，薬の飲みすぎやインスリンの過量注射は低血糖をまねきます。低血糖を繰り返すと，認知症は非常に速く進行してしまいます。したがって，糖尿病の人は認知症になる前に，あるいは認知症が軽いうちに糖尿病の治療をしっかり習慣づけておく必要があります。

　父，兄が糖尿病と診断されているという場合は，本人も糖尿病を発症する可能性は高くなりますので，糖尿病でないかどうか調べてもらう必要があります。糖尿病と診断されたら医師の指示に従って，きちんと薬を服用します。糖尿病教室に参加しカロリー計算の仕方を習い，医師が決めたカロリーを目安に1日分のカロリーを摂取します。最近は糖質を減らした食事も推奨されています。そして運動をしっかりして，カロリーを消費するようにすれば，認知症を発症する確率も普通の人と変わらなくなります。

　ココナッツ油の摂取が認知症改善に効果的とされています[1]。ココナッツ油は中鎖脂肪酸から成り，中鎖脂肪酸は腸から吸収されるとケトン体になります。ケトン体は神経細胞が糖の代わりにカロリー源として使うことができるので，ココナッツ油をカロリー源とすることができます。ココナッツ油は中性脂肪にならないので，少し摂り過ぎても肥満にはなりません。しかし，必要なカロリーをココナッツ油からすべて摂るにはかなり大量の油を摂らなくてはならず，下痢などの腹部症状が出てしまいます。したがって，ココナッツ油はほどほどにして他の食材も摂る必要があります。

　糖尿病の予備軍と診断された場合は，薬は必要ありませんが，糖尿病と同じくカロリー制限と運動をしっかり行います。糖尿病でないと

診断されても糖尿病になる確率は一般の人より高いので，カロリー摂取を控えめにし，運動をしっかりするよう努めます。こうしたきちんとした生活をしていれば，それほど恐れることはありません。

文献

1) Henderson ST, et al：Study of the ketogenic agent AC-1202 in mild to moderate Alzheimer's disease：a randomized, double-blind, placebo-controlled, multi-center trial. Nutr Metab. 2009；6：31.

コラム かかりつけ医へのアドバイス

糖尿病とアルツハイマー病

糖尿病（DM）はアルツハイマー病（AD）の危険因子であり，AD脳ではDMと同様の遺伝子が発現しており，ADは「第三の糖尿病」ともいわれています。AD患者の脳は糖を十分に利用できず，集中力や注意力が落ち，認知機能が低下します。また様々なストレスに弱くなるため，ADがさらに進行するという悪循環に陥るのです。またDMは血管を傷つけ，脳の血管が詰まることなどで発症する血管性認知症のリスクを高め，さらに血管障害はADのリスクをさらに高めることになります。

インスリンの効きを良くし，糖尿病を予防する最も簡単な方法としては運動が勧められています。久山町の調査でも，運動や，和食と乳製品を中心とした食事が，糖尿病だけでなく認知症のリスクを減らすことがわかっています。

Ⅲ章 ◉ 予防編

Q04 50歳になる夫はラグビーが好きで，今でもよく試合に出ています。頭を打つと認知症になりやすいと聞き，とても心配です。どうすればよいでしょうか？

田平　武

ボクシングをはじめとするスポーツで頭部に強い衝撃を受け続けることは認知症の危険因子になります。50歳は認知症の病変がそろそろ始まる年齢でもありますし，そのことをご本人に伝えた上で，それとなく止めるように促してみてはいかがでしょう。

　意識を失うほどの頭部外傷は認知症の危険因子になります。ボクシングの選手は強烈なパンチを受けてノックダウンします。このとき脳には小さな外傷が起こり，そこから炎症が起こることがわかっています。この炎症がもとでアルツハイマー病が高頻度に起こると言われています。実際，ボクシングの選手はアルツハイマー病の頻度が高いことがわかっています。

　頭の外傷はボクシングに限りません。その他のスポーツによる外傷もいろいろあります。また，歩行中の転倒や自転車の転倒による外傷，交通事故による外傷等々，挙げればきりがありません。ヘルメットをしていれば脳に外傷が加わる確率はかなり下がりますが，ゼロにはなりません。ラグビーは脳外傷が起こる確率の高いスポーツですので，中年期以降は認知症という観点からはできたら避けたほうがよいでしょう。

　まず，ご本人に頭の外傷は認知症の危険因子になることをよく知ってもらう必要があります。50歳というと，そろそろアルツハイマー病

の病変が脳に出始める頃です。頭の外傷はできるだけ避けたほうがよいということを理解してもらいましょう。そろそろ現役でラグビーの試合に出るのではなく，観戦する側に回ってもらいましょう。

　しかし，たばこと一緒で，健康に悪いとわかっていても止められないものだと思います。たばこを吸っていても100％が肺癌になるわけではありません。ラグビーをやっていても100％頭に外傷を負うとは限りませんし，たとえ頭に外傷を負ったとしても100％アルツハイマー病になるわけではありません。周りが心配しても，ご本人の続けたい意志が強い場合はやむをえないですね。なお，2013年には日本脳神経外科学会より「スポーツによる脳損傷を予防するための提言」が出され，関連の各団体で予防についての啓発活動も行われています。

Q05 認知症の予防は何歳くらいから始めるのがよいですか？

田平　武

40〜50歳頃から生活習慣病が始まりますし，生活習慣病は認知症を発症するリスクを高めますので，この年代から腹八分の食事，運動，よい睡眠など規則正しい生活を心がけるのがよいでしょう。

　Ⅲ章Q01（144頁〜参照） で述べましたように，アルツハイマー病（AD）の場合は発病の20年以上前から脳に病変が生じはじめていることがわかりました。ADは70歳頃から発病する人が多いので，40〜50歳くらいから予防に努めるのが理想的と言えます。もちろん，80歳以降に発病する人もありますので，60歳，70歳から始めても一定の効果は上がると期待されます。

　一般に病気の予防は次の3つの段階に分けて考えられています。第一段階はまったく健康なときから始める予防で，一次予防と呼ばれます。第二段階は，脳や体に病変が現れ始めているがまだ物忘れなどの症状を発症していない段階（無症候期）や物忘れがあるがまだ認知症ではない段階（軽度認知障害期）での予防で，二次予防と呼ばれます。第三段階の予防は認知症を発症してからその進行を止めたり遅くしたりするもので，三次予防と呼ばれます。ですから，40〜50歳で始める認知症予防は多くの場合，二次予防になります（**図1**）。

　動脈硬化症によって起こる脳梗塞を例にとって説明しましょう。高血圧や高コレステロール血症があって，動脈硬化症のために脳の動脈が狭窄を起こしている状態があるとしましょう。このままいけば脳梗

一次予防	二次予防		三次予防
健常期	無症候期	MCI期	認知症期
40　　　　50　　　　60　　　　70　　　　80　　　　90歳			

図1　認知症予防の考え方

アルツハイマー病は脳に病変が生じはじめるのが40〜50歳くらい，認知症を発症するのが70歳くらいからです。脳病変が何もない時期を健常期といい，ここでの予防が一次予防となります。脳に病変が生じはじめていてもまったく症状がない時期を無症候期，記憶などの明らかな低下がみられるが認知症ではない時期をMCI期といい，この時期での予防が二次予防となります。二次予防が最も取り掛かりやすく，効率のよい時期になります。認知症を発症した後（認知症期）に進行を抑えたり止めたりするのは三次予防といいますが，まだよい方法は確立していません。

塞は必発です。そこで，コレステロールを下げる薬，血圧を下げる薬，血液をサラサラにする薬などが投与され脳梗塞を予防します。これが二次予防です。ADの場合は脳にアミロイドが蓄積しはじめて，このままいけば認知症が必発という段階での予防が二次予防になります。したがって，二次予防の方策としてアミロイドを減らす試みが試行錯誤で行われています。

　アミロイドベータが固まってアミロイドを形成して脳に蓄積するので，アミロイドベータが固まらないようにする化合物がいろいろ工夫されています。天然のものでは，フェルラ酸，クルクミン，ロスマリン酸などで，サプリメントとして飲まれています。また，アミロイドベータの塊は活性酸素を出して神経細胞を傷つけるので，抗酸化作用を有するビタミンEやビタミンC，魚油のDHA，その他のポリフェノールと呼ばれる物質が，食品あるいはサプリメントとして予防的に摂取されています。何よりも運動やよい睡眠が高い予防効果を示すことがわかっています。また，糖尿病，高コレステロール血症，高血圧などの生活習慣病も認知症の発症を促進するので，生活習慣病の

改善・予防に努めることも大切です．これらの生活習慣病が始まるのも40〜50歳頃からですので，この頃が予防開始のベストタイミングになります．

　もちろん一次予防は重要です．高学歴が認知症の抑制因子になっていますので，学童期からしっかり学習することで脳の発達を促し，脳の神経ネットワークをできるだけたくさん形成することがとても大切です．そして，運動習慣と一生続けられる趣味を身につけ，腹八分の食習慣を守り，規則正しい生活をしてよい睡眠をとること，これが認知症一次予防の基本となります．

Q06 Ⅲ章◉予防編

認知症予防には運動がよいと言いますが，どのような運動をどのくらいすればよいのですか？

朝田 隆

早歩きや自転車こぎなどの有酸素運動，筋トレなどの無酸素運動，また頭と体を同時に使うデュアルタスクなども認知機能への効果が報告されていますが，たとえば有酸素運動は効果を上げるために週3〜5回，各20〜50分行う必要があるとされています。

　高齢者にとって運動の習慣が心身の健康によいことはよく知られています。それだけに歳をとっても運動は継続していきたいものです。認知症にとってよい運動とは，当初は有酸素運動だとされました。速歩きをする，自転車に乗る，また水中歩行といった，いわば持久力アップ系の運動が有酸素運動と言われます。また有酸素運動に限らずストレッチなどの無酸素運動あるいは両者の混合運動などもよいと言われるようになりました。さらに，こうしたものとは異なるデュアルタスク，つまり運動しながら頭を使う，2つの異なったタイプの運動をすることによる効果も知られるようになりました。

　漠然と運動が体によいということは久しく言われてきましたが，こうした認知機能への効果について明らかになったのはわずかに20年あまり前のことです。今日に至るまで運動と認知機能に関して様々な研究が行われています。

　それらをまとめると，有酸素運動は認知機能の中でも前頭葉，特に「脳の中の脳」あるいは「脳の司令塔」と言われる前頭前野の機能に関連すると言われます。その機能が高まると，直接的に記憶力を良くす

るわけではありませんが，集中力や注意力，あるいは段取りといった能力がアップします。その結果として，記憶力や計算力，遂行能力，判断力にも効果が及ぶと期待されるのです。

　こうした有酸素運動の効果が生じるには，週に3～5回，各20～50分行う必要があるとされます。さらに運動の強度が重要です。米国では，おしゃべりテストというものがあります。よくある有酸素運動は，2人以上が連れ立って歩くことです。その際に，おしゃべりをしながら歩けるスピードでは有酸素運動になっていません。だんだんにスピードを上げていき，これ以上速いと話しながら歩くことはできないとなったときのスピードが，理想的な有酸素運動になるそうです。

　また最近では，無酸素運動であるレジスタンス運動，すなわち筋トレについても認知機能への効果があるとも報告されてきました。また日本の研究として，片脚立ちが安定してできることは，身体の能力ばかりでなく脳梗塞の危険性を減らすこともわかっています。さらに認知機能と片脚立ちの能力が相関すると報告されています。

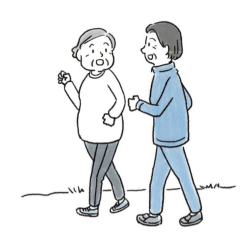

さて，デュアルタスクは，最近ではすっかり有名になっています。最も知られているのは，100から7を順番に繰り返し引き算しながら，ウォーキングをするものです。こうした運動によって前頭葉のみならず頭頂葉にも効果が及ぶことが，最近の脳科学の研究では示されています。なお「100－7」ばかりでは飽きてしまいます。「100－7＋2」などとアレンジを加えるのも，面白くまた効果的でしょう。

> **コラム　かかりつけ医へのアドバイス**
>
> ### 認知症予防の運動：実践テキスト
>
> 「認知症予防に運動！」は今や常識になりました。その内容も有酸素運動に始まって，デュアルタスク，そしてレジスタンス運動（筋トレ）と，様々な運動が注目され実践されるようになってきました。以下の著作はこうした運動の実際を，イラストや漫画も使って具体的に紹介しています。
>
> ▶ 寺沢宏次，他：今日から始める認知症予防トレーニング―運動と食事で健康寿命をのばす！．ほおずき書籍，2017．
>
> ▶ 本山輝幸：ボケたくないなら筋トレをやりなさい―脳が蘇る本山式筋力トレーニング．KADOKAWA／中経出版，2015．
>
> ▶ 島田裕之，他：認知症予防運動プログラム　コグニサイズ®入門．ひかりのくに，2015．
>
> ▶ 朝田　隆，監：まだ間に合う！　今すぐ始める認知症予防　軽度認知障害（MCI）でくい止める本（健康ライブラリーイラスト版）．講談社，2014．

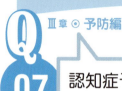

III章 ● 予防編

Q07 認知症予防の運動はマルチタスクがよいと聞きました。マルチタスクとはどういうことですか？ 道具がなくても家庭でもできますか？

朝田 隆

マルチタスクとは，頭と体の2つの機能に働きかける運動を同時に行うデュアルタスクと趣旨は同じで，1度に複数のことを並行して行うことです。カラオケで歌いながら振りをつけることも立派なマルチタスクですが，ご自分でどのようにでも方法を工夫することが可能で，それ自体が脳トレーニングになります。

認知症予防法としての運動の効用は広く知られるようになりました。最近ではどのような運動がより効果的かについて注目が集まっています。さて，マルチタスクですが，これは同時に複数の運動や知的活動をすることです。最近ではすっかり有名になったデュアルタスクとは運動をしながら知的活動をしたり，2つの異なる運動をすることですが，これはマルチタスクの代表だと言えるでしょう。

以前から運動はよいとされますが，実は単に何か1つの運動をするよりも，複数の運動，あるいは運動と知的な活動を組み合わせて行うことが認知症予防により有効

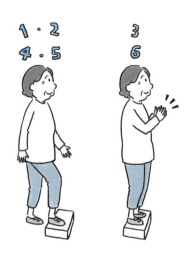

だと近年考えられるようになったのです。前出のウォーキングと算数の組み合わせなどが有名ですが，それ以外でも，たとえばカラオケで歌いながら振りをつけるとしたら，これは立派なマルチタスクです。

以前から運動は認知症予防に有効とされましたが，マルチタスクならもっと効果的だとわかってきたのです。つまり運動は前頭葉の中でも前頭前野の機能に効果をもたらすとされますが，デュアルタスクをすることで，これに加えて方向感覚や距離感などを司る頭頂葉の機能も高めることが報告されています。

デュアルタスクをはじめとするマルチタスクの一例が，前述のカラオケで歌いながら振りをつけることですが，マルチタスクには必ずしも道具は要りません。家庭においても，特別な道具がなくてもマルチタスクはもちろん可能です。

たとえば，速歩きの散歩をしながら，向こうから来る車の台数を数えて覚えておくのもその一例です。さらに同じ速歩きの最中に，向こうから来るだけではなく，自分を追い抜いていった車の台数も数えてみると難易度がぐっと上がります。また，向こうから来る車のナンバーを用いて計算をするのも1つの方法です。瞬時にプレートの数字を読み取り，「1234」なら「1＋2＋3＋4＝10」だと答えを出してみましょう。

前項で「100－7＋2」の提案をしましたが，このように「100－7」といった既知のやり方だけでなく，新規の方法を工夫して考え出すのも面白いのみでなく，それ自体が有効な認知トレーニングになることでしょう。ぜひとも日常生活の中から，自分流の新たなマルチタスクの実践方法を編み出して下さい。

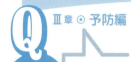

Ⅲ章 ⦿ 予防編

Q08 運動が認知症予防によいとわかっていてもやる気が起こりません。どうしたらやる気を起こすことができるでしょうか？

....　田平　武

脳の淡蒼球はやる気と深い関係があり，体を動かすことで活性化されるとされています。最初は気乗りがしなくても，ご家族の方に外に連れ出してもらって歩いているうちにやる気が出て，自分から動きたくなります。調子が出てきたら毎日歩く距離を定めて，達成できたら自分にご褒美を与えるのです。それが持続につながります。

　歳をとると多くの人が興味もやる気もなくしてしまうようです。講演会で高齢の方が「あんたの講演はすばらしいけど，運動がよいとわかっていてもどうもやる気が起こらない，これをなんとかしてほしい」とよく言われます。これは症状で言うと，アパシーに当たります。脳の伝達物質の減少が関与しており，認知症の人にも少なからずみられる症状です。

　このやる気はどこから出るかというと，大脳の深いところにある淡蒼球と呼ばれる部位が責任部位だと言われています。アルツハイマー病ではアセチルコリン濃度を上げることでアパシーが改善することがありますが，淡蒼球はドパミンという神経伝達物質を必要としており，ドパミンがやる気の鍵を握っているようです。アマンタジン（シンメトレル®）はドパミン濃度を上げますが，アパシーに使われることがあります。

　淡蒼球は，なかなか自分の意志では動いてくれません。しかし，体

を動かすと活動を始めるので，とにかく体を動かすことが出発点となります。筋トレもいいようです。上下肢の筋肉を強く収縮させることで，その刺激が感覚神経を伝わって脳幹毛様体というところを活性化し，ひいては淡蒼球を活性化するのではないかと思われます。

　どうしてもやる気が出ない人は，とにかく家族でも誰でもいいので家から引っ張り出してもらうことです。そうすると淡蒼球が動き始めます。淡蒼球が動き始めるとやる気が出てきて，何かをやるようになり，好循環が起こります。最初は気が進まなくても，連れ出してもらって歩いていると，そのうち自分から出かけるようになります。

　しかし，この好循環もマンネリ化してくると，長くは続きません。再びやる気がなくなって，何もしなくなります。そこで，マンネリ化を防ぐ対策が必要になります。それには，報酬系を使うとよいと言われています。報酬系は大脳辺縁系の扁桃核というところにあって，ここが活性化すると淡蒼球が活性化します。ですから体を動かしたときに，よくやったとご褒美を与える必要があるのです。ご褒美を与えると扁桃核が活性化され，明日もご褒美をもらいなさいと淡蒼球を活性化してくれます(図1)。

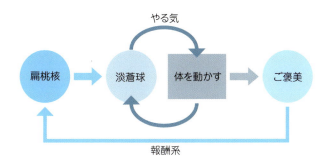

図1　やる気を出すために
やる気は淡蒼球から出てきます。淡蒼球を活性化しやる気を出させるには，体を無理にでも動かすことから始まります。そうすると淡蒼球が活性化され，やる気が出て，体を動かすように好循環が生まれます。マンネリ化を防ぐために，報酬系を使います。

たとえば今日は2km歩こうと決めて，それが達成されたら冷たい美味しいビールを飲んでもよいとか，特別美味しいアイスクリームを食べてもよいといった報酬を与えるのです。そうするとまた翌日も歩くようになります。報酬は同じものではなく，手を変え品を変えて工夫する必要があります。よく万歩計をつけて歩く人がいますが，その場合は「今日は8,000歩歩いた」「今日は1万歩歩いた」といった記録が満足感となりご褒美になるのです。「今日は300kcal消費しました」といった表示を使ってもいいです。また，家でできる簡単な認知機能検査を行い，歩いたあと「認知機能が○点アップしました」といったご褒美のあげ方もあります。最近，「脳活バランサー®CogEvo™」（株式会社トータルブレインケア）というパソコンを使ってゲーム感覚で認知機能を点数化する道具が売られています。是非，やってみて下さい。

Q09 認知症予防によい食べ物にはどのようなものがありますか？

朝田 隆

A 基本的には，これさえ食べていれば認知症予防になるといった特定の食べ物があるわけではなく，複数の食品をバランスよく摂ることが重要です。健康的な食事の合言葉になっている「まごはやさしい」（まめ，ごま，わかめ，やさい，さかな，しいたけ，いも）を献立に取り入れるとよいでしょう。

　「食べ物」は，多くの方が高い関心を寄せておられるテーマです。確かに，認知機能によいのではないかと期待される食品はたくさんあります。しかしそれさえ食べていればよいというものではありません。重要なのは，複数の食品を摂ることでバランスを得ることです。

　東京都が毎日食べたい食品の覚え方として示している合言葉に，「孫達はやさしい」（栄養士の近藤とし子氏提唱の標語）があります。この覚え方が意味しているのは，まずは"ま"め，"ご"ま，"た"まごです。次に"ち"は，乳のかしら文字です。すなわち乳製品を意味します。続けて，"は"はわかめ，"や"さい，"さ"かな，これは蛋白ですから肉と読みかえてもよいでしょう。さらに"し"いたけ，"い"もと続きます。何もこの通り食べなくても，類似食品（わかめなら昆布）やそれから作られる食品（まめなら豆腐）などと解釈すればよいでしょう。

　ところで，これまでマスコミ等で取り上げられてきた個別の注目食品は様々にあります。青魚，ブロッコリー，小松菜，亜麻仁油などです。これらの食品に共通するのは抗酸化作用かと思います。これに関連して，アルツハイマー病の原因はアミロイドベータだとされてい

ます。しかし病気になると，これがなぜ蓄積されるようになるかはわかっていません。おそらくは老化や生活習慣によって異常な代謝や脳からの排出障害につながるのではないかと考えられます。

　このような食品が有名になった背景には疫学調査の報告があります。特にエビデンスが高く，最初に取り上げられたのは青魚かと思われます。オランダにロッテルダム・スタディという有名な認知症の縦断研究があります。そこで，青魚を食べていると認知症になりにくいという報告がなされたのです。もっとも，欧米人は日本人ほどたくさんの魚を食べません。オランダ人で一番よく食べていても日本人並みと思われますが，そうした方々において認知症にはなり難いと報告されています。

　その後，こうした報告を認める新たな研究も登場したので，青魚の有用性がますます広まったのです。そして青魚の成分のドコサヘキサエン酸（DHA）こそ重要だと考えられるようになりました。ところが，青魚が食べられない人もいます。そこで植物性のオイルが代用品として注目されたのです。オメガ3すなわちDHAの成分は，多くの植物油には含まれていません。例外的に含まれるのが，しそ油と亜麻

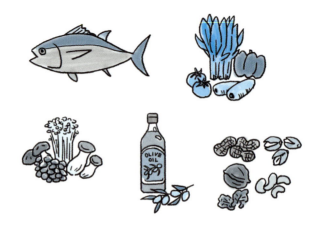

仁油，グリーンナッツオイルです。脳の半分以上は脂でできていますが，その成分の主体がオメガ3です。このことから，こうした物質を多く含む食品は脳を含めた全身の老化防止，新陳代謝にとってよいはずだと考えられるようになったのです。

> **コラム　かかりつけ医へのアドバイス**
>
> **認知症を予防する食品，栄養素**
>
> アルツハイマー病（AD）の発症機序に，酸化ストレス，ホモシステイン関連ビタミン，脂質，アルコールなどが関係するという基礎研究のエビデンスがあります。またこれらを是正する栄養素や薬物，青魚などの食品の摂取，あるいは地中海式の食事様式が認知症発症に防御的に働くのではないかとした疫学研究もあります。しかし，こうしたものが認知症を予防することを証明したランダム化対照試験はまだありません。
>
> したがって現時点では，ADの予防法としてある種の栄養素や食品・サプリメントを推奨することはできません。ですが疫学研究から浮かび上がった魚やその主成分であるDHAなどの認知症を予防する可能性のある食品，栄養素を含むサプリメントなどを紹介することは行われてもよいと思います。一般に地中海式ダイエットに代表される魚介類豊富な多様な食物摂取と栄養のバランスが大切です。

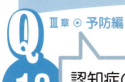

Ⅲ章 ⦿ 予防編

Q10 認知症の予防に脳トレはよいですか？

朝田　隆

脳トレの成果について報告されているのは，たとえば認知機能の要素のうち計算力のトレーニングをするとその要素については多少効果があるかもしれないが，他の要素への波及効果は確かめられていないということです。また経験のない分野の学習に取り組むことで新たな神経回路がつくられ，それが本当の意味でのトレーニングになるということです。

　日本では脳トレといいますが，欧米ではコグニティブトレーニングあるいはブレイントレーニングという名前で呼ばれています。2010年に米国では，認知症予防法として何が有望かという学術調査の総まとめが初めて行われています。その中で唯一残ったのが運動です。そして確信度は今ひとつながら，この認知トレーニングがかなり期待できるとして残っているのです。

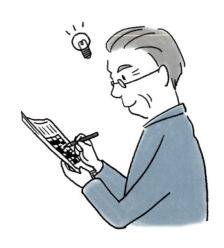

わが国にはいわゆる脳トレ本がたくさん売られています。しかし世界でのこうした分野の主流は，インターネットを使って行う知的なトレーニングになっています。わが国ではあまり知られていませんが，多くの学術論文があり医学の一流雑誌にも，こうした認知面のトレーニングによる効果を示した研究報告がたくさんあります。

　特に2016年にAAIC（アルツハイマー病協会国際会議）で米国の政府・企業からなされた「スマートゲームにより認知症の発症は48％減少する」との報告は有名です。こうした調査結果を主として，既に学術的な検証ができるほど多くの実証的な研究がなされ，その成果が報告されてきました。こうした解析結果は，おおよそ次のように示されます。

　たとえば注意や計算など一定の認知機能の要素のトレーニングをするとその要素については，多少とも効果がありそうだと言われています。しかしその効果が他の要素に及ぶ波及効果となると，それは怪しいようです。たとえば注意力を高める訓練をして，それが改善したとしても記憶力までもアップするかというと，「それは難しい」というのがこれまでの結果のようです。

　一方で米国では，こうした認知トレーニングは商品開発と結びついて，この10年で100倍もの市場規模に成長していると言われます。しかし開発・商品化を行う企業ごとにトレーニング方法のエビデンスの確認や，問題の作り方は様々なので，どういった問題が認知機能のトレーニングになるかということはよくわかっていません。

　脳科学の基礎として言われるのは，よく知っている古いことを学習してもだめだということです。これまでにやったことのない分野を学習して，新しい神経回路をつくることが，本当の意味でのトレーニングになると強調されています。たとえば，「囲碁をやっているから毎日頭を使っている，これは子どもの頃からだ」などと言う人がいたら，

その人にとって囲碁はあまり認知トレーニングの効果は期待できないかもしれません．むしろ「将棋をやっていますか？」と尋ねて，将棋は知らないと言われたら「是非とも将棋をやりましょう，そのことはあなたの頭のトレーニングになります」といった具合です．

　脳科学的には，認知トレーニングをやったからと言って神経細胞が増えるわけではないとされます．そうではなく，神経細胞同士を連絡するシナプスが増え，回路が伸びることによって，脳の力が高まると言われるのです．

> **コラム　かかりつけ医へのアドバイス**
>
> **認知症予防：脳トレ**
>
> いわゆる脳トレは，日本と西欧のものとではその内容にかなりの違いがあります．わが国では，算数や間違い探しなど，いわばクイズ的なものが主流で，多くは書籍になっています．ところが米国などで有効性が期待されエビデンスも集積しつつあるのは，加齢をふまえて個別の認知領域をターゲットにするものです．こうした脳科学的知見に立ったコンテンツを，インターネットなどを用いたWebで流す形式が主流になっています．
>
> ところで，生活行為の中でも，よく料理は脳トレ効果があるとされます．このようないわば暮らしの中の脳トレという視点が，日常生活の中での脳刺激として不可欠と思われます．以下に脳トレ本とソフトをいくつか紹介します．
>
> ▶ 朝田　隆：専門医がすすめる 60代からの頭にいい習慣（知的生きかた文庫）．三笠書房，2018．
>
> ▶ 川島隆太：川島隆太教授の脳を鍛える即効トレーニング．二見レインボー文庫，2017．
>
> ▶ 朝田　隆：効く！「脳トレ」ブック．三笠書房，2016．
>
> ▶ ネスレ ウェルネス アンバサダー®，「ブレインHQ」（パソコン，スマートフォン・タブレット用アプリ．ネスレ通販．
> [https://shop.nestle.jp/front/contents/ambassador/wamb/brain-hq/introduction/]
> エビデンスがある脳トレーニングプログラムとして知られる．これに関する論文発表は世界で70以上にのぼる．LINEアカウント登録にて一部は無料で利用できる．

Q11 Ⅲ章・予防編

認知症の予防には社会参加がよいと聞きましたが，どのようなことをすればよいのでしょうか？

朝田　隆

A 高齢になると家にこもりがちになる方もおられます。定期的に用事をつくって人が集まる場に出かけていきましょう。人と関わる中で充実感が得られたり，また他の人の感情を理解し意図を汲む能力も求められるため，自然と認知機能が磨かれるようになります。

　皆さんは社会脳という言葉をご存知でしょうか。言うまでもなく，社会的存在であるヒトは1人では生きていけません。だからグループの中の個として生きていくという目的に合った認知機能も求められるわけです。社会脳には，記憶力，理解力，集中力などのみならず他人と摩擦なくやっていくために必要な高度な認知機能が凝集されていると思われます。

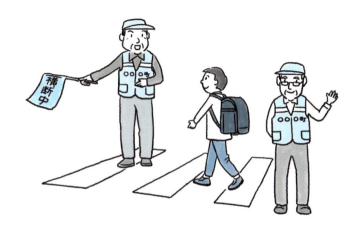

面白い基礎的な研究成果が知られています。それは哺乳類の生物どうしで大脳皮質の厚さと，その生物集団の規模を比較した研究です。その結果，集団の規模が大きいほどその生物は厚い灰白質，すなわち大脳皮質を持つことがわかっています。知性や認知機能はここに詰まっています。そして人間は，グループ規模も最大ですが同時に大脳皮質が最も厚いとわかりました。こうしたところから，社会脳は「認知機能の中の認知機能」とも考えられるわけです。

　社会脳の本質とは，心の理論ではありませんが"人の心がわかること"だと思われます。つまり，これができないと集団の中の個としては生きていけないからです。

　一方，認知症と疫学の関係から，主に北欧諸国の研究によって，認知症にならないためには，社会的交流が必要だと繰り返し報告されてきました。わが国でも国立長寿医療研究センターから，日本人でもこのようなことが当てはまるという報告もなされています。米国FDAが発表している認知症にならないためのポイント8箇条の中でも，この社会交流の重要性が強調されています。

　では社会交流はどうすれば維持できるのかについては，心理学者の多湖輝氏による面白い言葉があります。「これからの高齢者にはキョウヨウとキョウイクが必要だということです。キョウイクとは今日行くところです。キョウヨウとは今日の用事ということです。」

　行くところ，すなわち用事がないと社会交流ができないのはもとより，緊張したり頭を使ったりする機会さえもありません。逆にこうした機会があれば記憶力も集中力もフルに活動します。そのためには受け身でいてはだめで，人と交わる機会を利用して積極的に頭を使ってやろうという考えが求められます。また今後の認知症予防においては，行くところと用件をつくることの重要性もさらに強調されるでしょう。

こうした定期的に交流が得られる場において自分の生き甲斐を追求したり充実感を得たりすることが，一般的な知能を磨いたり，最も重要な社会脳を磨くことになると思われます。同時に周囲から愛され，感謝され，それゆえに必要と思われている自分を意識できれば，幸せ感も倍増すると思われます。

Q12 III章 予防編

昼寝をすると認知症によいと聞きましたが本当でしょうか？

朝田　隆

A 30分以内の昼寝は物忘れに繋がりにくいという調査結果が示されています。その理由として，神経細胞の再生や新生などによい影響を与え，ストレスホルモンを抑える効果があることが考えられています。

　人生の3分の1は寝て過ごすわけですから，睡眠が認知症など様々な心身の疾患に無関係なはずがありません。たとえば不眠症が続くと，アルツハイマー病の原因となるアミロイドベータが溜まりやすくなるという基礎的な研究も報告されています。それを機に，認知症予防になる睡眠のあり方にも注目が集まったわけです。

　認知症予防と睡眠習慣に関する最初の報告は，当時広島大学の教授であった堀忠雄氏が全国の老人会の会長とその他会員との間で睡眠習慣の比較検討を行ったものであると思われます。その研究において，様々な睡眠に関わる要因が比較されました。睡眠時間はどのくらいか，布団かベッドか，夜中に何回トイレで目が覚めるかなど多くの要因について検討されましたが，両者の間に差はありませんでした。ところが唯一差があったのは，30分以内の短時間の昼寝習慣の有無で

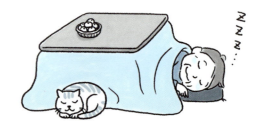

す。会長職の方々の間ではこうした短時間の睡眠が多くとられていることがわかりました。

　そこで2000年当時，国立精神・神経センターにおいて，このような30分以内の昼寝の習慣が認知症とも関わりがあるのではないかと考え，調査を行いました。その結果，アポE遺伝子まで考慮した上で，30分以内の昼寝をする習慣がある人は，物忘れに繋がりにくいということがわかりました。もっとも，注意すべきは1時間以上も昼寝をすると，認知症の危険性が逆に高まることです。

　このような結果についてまず考えられるのは，短時間の昼寝であればリフレッシュ効果が期待できることです。また1時間も2時間も寝ると夜間の睡眠に影響を与えます。その結果，睡眠覚醒リズムに狂いを生じてしまいますが，30分以内であれば，まずこのような影響は考えられません。さらに短時間の昼寝をすることによって，神経細胞の新生や再生等によい効果を与えるのみならず，ストレスの原因となるホルモンにもよい影響を与えるのでないかと考えられます。

　ところで実際に30分以内で起きることは，なかなか難しいものです。かなり強い意志を必要とします。それだけに昼寝をするにあたってはコツがあります。簡単に言えば「なんちゃって昼寝」をすることです。つまりベッドに入って寝る，カーテンを閉める，パジャマに着替えるなど本格的な睡眠をしてはいけないのです。たとえば，椅子に座って腕を組んだまま眠る，あるいは机にうつぶせになって眠るといった具合です。こうした習慣を若いうちからつけておけば，ある程度お年を召してからでも簡単に昼寝に入ることが可能になるかと思います。ですから比較的若いときから，仕事をしている人では現役時代から昼休みなどを利用して試みてみるとよいでしょう。ただし，座ったまま眠ると椅子から落ちる場合があり危険ですので，両脇に肘置きのある椅子のほうが安全です。

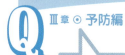

Ⅲ章 ● 予防編

Q13 過剰なストレスは認知症にとってよくないと言いますが，どのようなことに気をつければよいでしょうか？

田平　武

ストレスをあまり溜めないように，自分の好きなことを見つけて時には没頭して気分転換を図りましょう。いつでもどこでもできる手軽な方法としては，深呼吸などもよいでしょう。

　ストレスは認知症の危険因子になっています。野生のサルを捕獲して檻で飼育すると，ストレスのために衰弱して死んでしまうものがいますが，そういうサルでは海馬の神経細胞が死んでいるという論文に筆者らは注目しました。これをネズミで再現しようと実験を行いました。ネズミにストレスを与えるためには，1匹がやっと入る大きさの籠に入れ，首から下を室温の水につけるのです。ネズミは水が嫌いですから，非常に強いストレスがかかります。これを1日に20分ほど行い，あとは普通のケージで飼うということを繰り返しました。

　初めはいくらストレスをかけても海馬の神経細胞が死ぬことはありませんでした。そのサルの論文をよく読むと，雄の老齢サルに多くみられると書いてありました。そこで，雄のネズミを去勢して，同様に拘束水浸ストレスをかけたところ，3週間頃から海馬神経細胞死が現れ始めました。5週間もするとほとんどの神経細胞が異常になり，死滅する神経細胞も多く観察されました。去勢したネズミにテストステロンという男性ホルモンを同時に注射すると，ストレスで神経細胞が死ぬことが起こりにくくなりました（図1）。このことから，性ホルモンが低下する高齢者では，ストレスに対して弱くなるのではないか

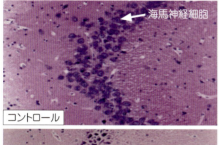

図1 ストレスは海馬神経細胞死を引き起こす
去勢し性ホルモンを極端に少なくしたラットに拘束水浸ストレスを1日に20分間かけ，これを繰り返すと，海馬の神経細胞が萎縮し死んでしまいました（A下段）。しかし，去勢しても男性ホルモン（テストステロン）を注射すると，ストレスをかけても神経細胞死は起こりませんでした（B）。ヒトにおいても過度なストレスは海馬神経細胞死を起こしますので，ストレスを解消するために気分転換や深呼吸を行い，よく笑って予防しましょう。

と思われます。ちなみに雌の場合は卵巣を摘除しても副腎から性ホルモンが出るために，ストレスに強いこともわかりました。

ストレスによって海馬の神経細胞が死んでしまうことは，ヒトでも認められています。ベトナム戦争に行った退役軍人の研究では，戦争に従事した期間が長いほど海馬が萎縮していることがわかりました。また，強い心理的ストレスを長く受けた人では認知症が多いという報告もあります。逆に，よく笑う人では認知症が少ないという報告もあります。筆者の経験でも，ストレスが引き金になって認知症を発症された方が何人もおられます。

したがって，ストレス解消は認知症予防にとって，とても大切です。そのためには趣味や好きなことに没頭して気分転換を図るのが一番でしょう。簡便な方法としては，深呼吸があります。深呼吸の方法としては，あと10日で106歳を迎えられるまで長生きされた内科医の塩谷信男先生が提唱された正心調息法をお勧めしています。

　正心調息法のやり方は，まず大きく息を吸って少し息を止めます。このときポジティブなイメージを頭に浮かべます。たとえば「私はストレスからすっかり解放されて気持ちが軽くなり，胃腸の調子もすこぶるよくなった」という具合です。そして，ゆっくりと息を吐いて行きます。この深呼吸を繰り返すと息苦しいので，2回目は普通の息を吸って吐きます。3回目はまた大きく吸っていったん止め，ポジティブイメージングを行いゆっくり吐きます。4回目は普通の息をして，5回目は大きな息をします。これを10分間位毎日行います。塩谷先生は臍の拳1個下にある丹田を意識し，そこから"気"を取り入れるイメージを持つとよいと言われています。この深呼吸は一日に何回やってもよく，どこでもできます。電車に乗っているときでも，車の運転中でも構いません。ストレスが解消されるばかりではなく，頭の回転がよくなり，創造性が高まります。

Q14 Ⅲ章 ⊙ 予防編

カレーをよく食べる人，魚をよく食べる人にはアルツハイマー病が少ないと聞きましたが，なぜでしょうか？

田平　武

カレー粉の黄色い粉（ターメリック）の成分であるクルクミンと，魚油に多く含まれるDHAに強い抗酸化作用があるためではないかと考えられています。同じく魚油に含まれるEPAは血管性認知症の予防によいといわれています。またクルクミンにはアルツハイマー病の原因物質アミロイドベータやタウの凝集を抑える作用があります。

クルクミン

　カレーをよく食べるインド人にはアルツハイマー病（AD）が少ないという疫学的調査結果が報告されています。その理由は，カレー粉の黄色い粉であるターメリックにあるのではないかと考えられています。ターメリックは，ウコンの根を乾燥して粉末にしたものです。これに含まれるクルクミンが，有効成分であると考えられています。クルクミンには強い抗酸化作用があり，ADの原因物質であると考えられるアミロイドベータやタウの凝集を抑え，凝集したものも融解してしまう作用があります。クルクミンをアルツハイマー病のモデルマウスに飲ませると，ADの病変が減ることが示されています。クルクミンをADの予防・治療薬にしようという研究を進めている研究者もいます。ただ，クルクミンは腸からの吸収が悪いので，吸収を高める工夫が必要です（Ⅲ章Q16，189頁参照）。

DHA, EPA

　魚をよく食べる人は認知症，中でもADが少ないという疫学的調査結果が複数報告されています。有名なのはフランスの研究で，三都市（ボルドー，ディジョン，モンペリエ）の65歳以上の認知症のない住民約8,000人を約3.5年追跡しました。この追跡期間中にADを発症した人が約180人あり，魚をほとんど食べない人を100とすると，魚を1週間に1回以上食べる人は65と有意に少なかったということです。このような研究はわが国でも行われ，同様の結果です。

　魚のどの成分がよいのかについてですが，おそらく魚油に多く含まれるドコサヘキサエン酸（DHA）やエイコサペンタエン酸（EPA）であろうと考えられています。特にDHAは抗酸化作用が強く，認知機能の悪化を防いだという研究結果がわが国からも報告されています。EPAは血液をサラサラにする効果があり，血管性認知症の予防によいと思われます。

　国立長寿医療研究センターでは地域住民の長期縦断疫学研究をずっと続けていますが，食べ物と認知症に関する研究も行われています。この研究では1週間毎日食べる前と食べた後の食事を写真に撮ってもらい，何をどれだけ食べたかを調査しています。写真のデータからどのような魚をどれだけ食べたかがかなり正確に把握され，血液中のDHA濃度を推定できることがわかっています。その結果，血中DHA濃度が高い人（魚をよく食べる人）は，それが低い人（魚をあまり食べない人）より加齢による認知機能の低下が有意に緩やかで，認知症の発症も有意に少ないことがわかりました。この研究ではEPAは認知機能とはあまり関係がなかったということです。

　これらの結果から，魚をよく食べることが，認知症予防につながると言われています。DHAやEPAは青魚に多く含まれています（図1）。青魚があまり好きではない人やどちらかと言うと肉中心の人は，

DHAを含むサプリメントやDHAを強化したソーセージなどを食べるとよいと思われます。ただ，ADを発病してからDHAを摂っても，認知症の改善効果や進行抑制効果はみられなかったという報告が多く，予防的に摂ることのほうが大切なようです。

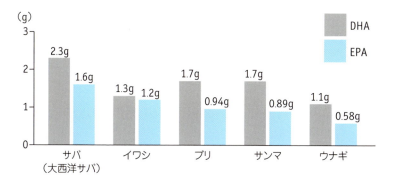

図1 DHA, EPAを多く含む魚とその含有量（生魚の可食部100g当たり）
切り身100g当たりに含まれるDHA, EPAの量が示されていますが，青魚に多く含まれていることがわかります。1日に必要なDHA, EPAはそれぞれ1,000mg（＝1g）であると言われ，サバの切り身であれば100gも食べると十分なDHA, EPAを摂ることができます。

Q15 Ⅲ章 ● 予防編

認知症を発症してからでもよく運動し、食べ物に気をつけることで進行を遅らせることができるのでしょうか？

田平　武

A 疫学研究ではよいとされる運動や食事を認知症発症後に取り入れて有効であったという試験結果は、残念ながら、まだ示されていません。ただ介入期間が短いので、もっと長期にわたって行えば効果が現れる可能性は十分あるのではないかと考えられます。

　認知症が始まってから原因物質を取り除いても、臨床的な有効性は確認されませんでした。その理由として脳では病変が20年以上前から生じはじめており、前述（**Ⅲ章Q01 図1，145頁参照**）の通り認知症を発症する頃には脳はずたずたに傷害されており、「時すでに遅し」だからです。しかし、認知症は徐々に進行していくので、その進行のメカニズムがわかればそれを止めたり遅くしたりすることは可能だと思われます。今のところ脳の炎症が関与しているのではないかと言われていますが、まだ進行のメカニズムはよくわかっていません。

　では、運動介入や栄養介入で少しでも進行を遅くできるかどうかということですが、残念ながら最近発表された英国での運動介入試験（DAPA試験，2018年）は無効であったとのことです。これは軽症・中等症のアルツハイマー病患者さん約300人について、エアロビクスやダンベルなどによる筋トレを4カ月間行ってもらい、それらをしなかった患者さん約150人と比較しましたが、認知機能、生活機能、生活の質などに差が出なかったというものです。ただ運動機能は向上

し，体が丈夫になったそうです。このように運動介入が無効であったという報告は他にもあります。また魚がよいということで魚油のDHAやオメガ3脂肪酸をアルツハイマー病患者さんに投与した試験が複数ありますが，やはり有効性は示されませんでした。

　このように疫学研究ではよいとされる運動や栄養の介入は，認知症発症後に行っても無効のようです。その理由の1つとして，介入期間が短いことが挙げられます。疫学研究では10年，20年という長期にわたる差を見ているのに対し，発症後の試験ではわずか数カ月の介入しかみていません。もっと長く行えば効果が出るかもしれません。ですから短期間の介入試験で認知症が改善しなかったとしても，継続することで現状を維持したり進行を遅らせたりする可能性は十分あるのではないかと思っています。

　運動，特に散歩などのウォーキングは本人がいやいややるのでなければ行ったほうがよいと思います。また，デイサービスに行くのは体操をしたり人との交流が得られ，家でぼーっとしているよりよいに違いありません。食べ物にも気をつけて，認知症によいとされるサプリメントを利用するのもよいと思います。

　何よりも大切なのはケアのあり方であると思います。筆者の経験では，ご家族から温かいケアを受けておられる認知症の人は，問題が少なく穏やかに過ごされ，結果的に経過がよいように思われます。家族のだんらんの中に認知症の人も入ってもらい，楽しい雰囲気の中で過ごしてもらいましょう。日中はご家族と一緒におしゃべりしながら歩くとよいでしょう。

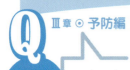

Ⅲ章 ◉ 予防編

Q16 認知症によい,あるいは認知症予防によいとされるサプリメントについて教えて下さい。

田平　武

認知症改善・予防効果が実証されたサプリメントはほとんどありません。ある程度科学的根拠が示されたサプリメントを単剤と複合剤に分けて,**表1**に挙げます。機能性表示（2015年から施行）はサプリメントを選ぶ際の参考になると思います。

　認知症や認知症予防に対してある程度科学的根拠が示されたサプリメントには,以下のようなものがあります（**表1**）。ただし,認知症改善あるいは認知症予防効果を二重盲検法で実証したものはほとんどありません。それを実証するためには多人数での長期間にわたる二重盲検試験が必要であり,莫大な費用を必要とします。現時点ではその

表1 認知症予防が期待される食品とその有効成分

食品	有効成分	食品	有効成分
イチョウ葉エキス	フラボノイド,ギンコライド	ヤマブシタケ	ヘリセノン,エリナシン
朝鮮人参	ジンセノイド	赤ワイン	レスベラトロール
緑茶	カテキン,テアニン	海老,蟹,鮭	アスタキサンチン
コーヒー	クロロゲン酸	ニンニク	S-アリルシステイン
ウコン	クルクミン	ハーブ	ロスマリン酸
米ぬか	フェルラ酸	ゴマ	セサミン
魚油	DHA, EPA	トマト	リコペン
大豆,卵黄,貝	レシチン,プラズマローゲン	ココナッツ油	カプリル酸
トウゲシバ	ヒューペルジンA	その他	ビタミンE, C, B_{12}, 葉酸,コエンザイムQ10, 水素,鉄,亜鉛

弱点を十分認識した上での使用にならざるをえません。最近は機能性表示が可能になりましたので，選ぶときにある程度参考になると思われます。

サプリメント（単剤）

①イチョウ葉エキス（ギンコービローバ）：イチョウ葉エキスには抗酸化作用，血流改善作用があり，ドイツでは医薬品となっています。認知症，特に血管性認知症の予防・改善によいのではないかと思われます。

②朝鮮人参：朝鮮人参は滋養強壮に広く食されているサプリメントです。抗酸化作用やアミロイドベータの蓄積を抑える作用があることが，培養細胞を用いた実験や動物実験で示されています。

③緑茶：緑茶の成分であるカテキン類やテアニンに，抗酸化作用，アミロイドベータ抑制作用が認められています。お茶は毎日飲めば，あえてサプリメントとして摂る必要はありません。

④ウコン：ウコンは春ウコン，秋ウコンなどの根を乾燥・粉末にしたもので，ターメリックと呼ばれるカレー粉の材料になります。それに含まれるクルクミンには，強い抗酸化作用，抗炎症作用，アミロイドベータやタウの凝集体形成抑制作用が示され，動物実験ではアルツハイマー病予防効果が示されています。クルクミンの最大の欠点は，飲んでも腸からの吸収がきわめて低いことにあります。吸収を上げるために微粒子状にしたセラクルミン®というサプリメントが市販されています。またクルクミンは黒胡椒の成分であるピペリンや鮫の肝油の成分であるスクワレンと一緒に服用すると，吸収が20〜30倍上がることが示されており，これらの商品を利用することでより効果が高まると期待されます。

⑤米ぬか：米ぬかに多く含まれるフェルラ酸は抗酸化作用に加え，アミロイドベータの産生抑制作用があり，動物実験でアルツハイマー病

変を予防する効果が示されています。玄米食にすれば十分量のフェルラ酸を摂ることができますが，玄米が口に合わない人はサプリメントで摂るとよいでしょう。

⑥ **魚油**：魚油に含まれるドコサヘキサエン酸（DHA）は抗酸化作用があり，エイコサペンタエン酸（EPA）はいわゆる血液サラサラ効果が示されています。魚をよく食べる人は心配ありませんが，魚が苦手な人はDHAやEPAをサプリメントで摂るとよいでしょう。

⑦ **大豆，卵黄，貝**：大豆，卵黄，貝にはレシチン，プラズマローゲンなどのリン脂質が多く含まれており，シナプス機能強化，ひいては学習・記憶機能を上げる効果が示されています。脳のネットワークをたくさんつくることで認知症の予防効果が期待されます。

⑧ **トウゲシバ**：トウゲシバは羊歯植物の一種で，古くから中国では生薬として使われてきました。その中にヒューペルジンAという成分が見つかり注目されています。ヒューペルジンAには認知機能を高める効果や，抗うつ効果が認められています。

⑨ **ヤマブシタケ**：ヤマブシタケに含まれるヘリセノンに認知機能改善効果が確認されています。

⑩ **赤ワイン**：赤ワインに含まれるレスベラトロールには強い抗酸化活性がみられます。しかし，赤ワインに含まれるレスベラトロールの量はごくわずかですので，赤ワインで十分量を摂ることはできません。そこでレスベラトロールを濃縮したサプリメントが開発されています。

⑪ **海老，蟹，鮭**：海老，蟹，鮭の赤い色素であるアスタキサンチンには強い抗酸化作用が認められています。海老，蟹，鮭を食べて十分量を摂ることはできないので，プランクトンから抽出したアスタキサンチンがサプリメントとして販売されています，

⑫ **ニンニク**：ニンニクは最も抗酸化作用の強い食品であると言われています（図1）。ニンニクに含まれるS－アリルシステイン（SAC）に

最も強い抗酸化作用がみられ，アミロイドベータの凝集抑制，アミロイドベータの毒性緩和作用，神経突起の伸長促進作用があります。

⑬**ハーブ**：シソ，ミント，ローズマリー，レモンバームなどに多く含まれるロスマリン酸にはアミロイドベータやα-シヌクレインの凝集を抑制する効果が認められています。

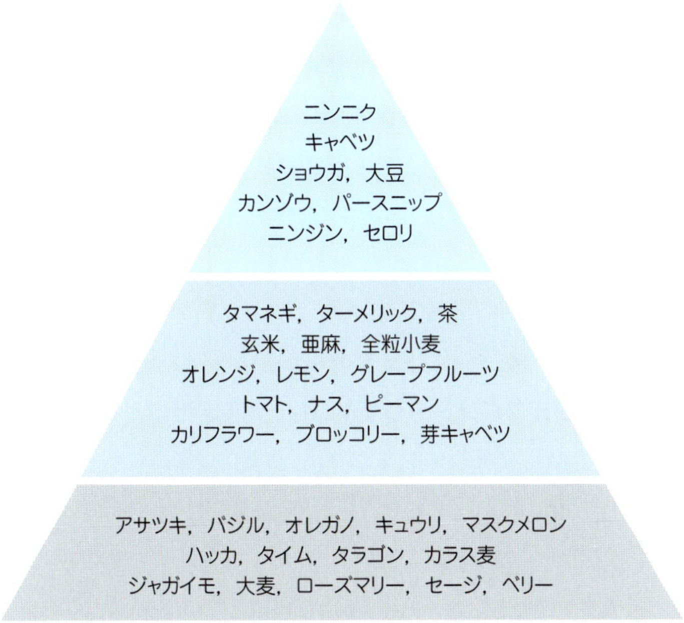

```
              ニンニク
              キャベツ
           ショウガ，大豆
         カンゾウ，パースニップ
           ニンジン，セロリ

       タマネギ，ターメリック，茶
          玄米，亜麻，全粒小麦
      オレンジ，レモン，グレープフルーツ
          トマト，ナス，ピーマン
      カリフラワー，ブロッコリー，芽キャベツ

   アサツキ，バジル，オレガノ，キュウリ，マスクメロン
      ハッカ，タイム，タラゴン，カラス麦
      ジャガイモ，大麦，ローズマリー，セージ，ベリー
```

図1　癌予防によいと言われる植物性食品
米国国立癌研究所はデザイナーズフーズ計画を立ち上げ，植物性食品で癌予防によい食品をピラミッド状に並べました。ニンニクが最も上位に位置しています。これらの食品は抗酸化作用が強く，抗老化作用および免疫増強作用が窺われます。したがって，このピラミッドの上位にある食品は，認知症や生活習慣病の予防にもよい食品であると考えられます。

サプリメント（複合剤）

　サプリメントは単剤より複合剤のほうが高い効果を有するといわれています。そこで，よいといわれる素材を複数配合した複合機能性食品が販売されています。

①フェルラ酸含有食品：フェルラ酸と当帰からなるサプリメント（フェルガード®など）があり，認知機能の改善効果，行動・心理症状の改善効果がみられ，認知症患者によく使用されています。フェルラ酸を含むので，予防効果も期待できるのではないかと思われます。

②アスタキサンチン，セサミン：アスタキサンチンとセサミンからなるサプリメントで，軽度認知障害の人を対象に二重盲検試験が行われた結果，反応速度などの認知機能改善効果が示されました[1]。

③イチョウ葉エキス，オメガ3脂肪酸，リコペン：イチョウ葉エキス，オメガ3脂肪酸，リコペンからなるサプリメント（シーアルパ100®）が地域コホート前向きオープン試験において，アルツハイマー病の予防効果が窺われることが筆者らの研究で示されました[2]。

④クルクミン，トウゲシバなどの配合サプリメント：クルクミン，DHA，ビタミンE，C，B_{12}，葉酸に少量のトウゲシバエキスを含むサプリメント（メモリン®など）があります。筆者らはMCIの人を対象にオープン試験を行い，その後の症例も含め認知機能が有意に改善することを示しました（$p=0.000037$）（図2）。しかし，この結果は二重盲検試験で示されたものではなく，また認知症予防効果があるかどうかもまだ示されていません。

⑤ヒューペルジンAを含むサプリメント：ヒューペルジンA，クルクミン，トウゲシバエキス，レシチン，ビタミンE，Cなどを含むサプリメント（ヒューペルミンE®など）があります。トウゲシバエキスは1日服用量でドネペジル3.8〜4.56mg相当の効果があると推定されています。この製剤をアルツハイマー病，レビー小体型認知症の患者さ

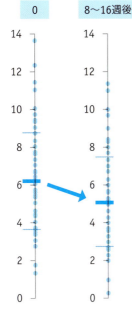

図2 軽度認知障害（MCI）の人におけるクルクミン，トウゲシバエキス等配合サプリメントの効果

軽度認知障害の71人がクルクミン，トウゲシバ等配合サプリメント（メモリン®）を服用し，服用前と服用後8〜16週後で認知機能を調べたところ，服用後で有意な改善を認めました（$p=0.000037$）。図の縦軸は認知機能をADAS-Jcog（Alzheimer's Disease Assessment Scale-cognitive component-Japanese version）という評価スケールで表しています（評価は**I章Q09 表1，27頁参照**）。平均点が服用前の6.14から5.00まで改善しています。

ん，および軽度認知障害の人を対象にオープン試験を行ったところ，いずれも認知機能の改善効果がみられました[3]。

このように認知機能を改善ないし認知症予防に有用であるかもしれないと思われるサプリメントはたくさんあり，少しずつエビデンスのレベルが高くなってきています。

文献

1) Ito N, et al：Effects of Composite Supplement Containing Astaxanthin and Sesamin on Cognitive Functions in People with Mild Cognitive Impairment： A Randomized, Double-Blind, Placebo-Controlled Trial. J Alzheimers Dis. 2018；62：1767-75.
2) Bun S, et al：A combination of supplements may reduce the risk of Alzheimer's disease in elderly Japanese with normal cognition. J Alzheimers Dis. 2015；45：15-25.
3) Tabira T, et al：A study of a supplement containing huperzine A and curcumin in dementia patients and individuals with mild cognitive impairment. J Alzheimers Dis. 2018；63：75-8.

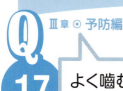

Ⅲ章 ⊙ 予防編

Q17 よく噛むのは認知症予防によいでしょうか？ またアルツハイマー病と口腔衛生の関係はどうでしょうか？

朝田 隆

よく噛むという刺激が脳の神経活動を活発にするという報告や，残歯が少なくよく噛めない状態のまま放置すると認知機能の低下につながるという報告があります。また歯周病菌は，循環系を介して脳に運ばれ，アルツハイマー病の病理学的特徴である老人斑の形成にも関わっていることがわかっています。

よく噛むこと

近年，口腔衛生やその機能と認知症の関係が注目されています。よく噛むことが，脳を刺激して認知症予防によいという意見もあります。もっとも今のところ，まだエビデンスとして確立したものだとは言えないようです。しかし噛むこと（咀嚼）がMRIの検査成績から見てもよいという興味深い報告があります。これはチューインガムを噛んでいるときの高齢者の脳の活動状況を，機能性MRIで解析したものです。その結果，噛むという刺激によって大脳の中の運動野また小脳の神経活動などが活発になっていることがわかりました。しかも興味深いのは近時記憶の向上がみられたことです。

さらに，何でも噛める高齢者はあまり噛めない高齢者と比べて，認知症の発症率が1.5倍も違うと報告したものもあります。

そのほかに，これまでに報告された口腔と認知症の関係について主だったものを以下に紹介します。まず，残っている歯が多いと健康であるという意味から「ハチマルニイマル」（80歳で20本の歯を）とい

うキャッチフレーズは有名です。それに関して，70歳以上の人では残歯が多いと認知機能がよい傾向にあるという報告がされています。また歯が少ない人では，記憶にとって大切な海馬や脳の指令部と言われる前頭葉などの容積が減っていることが，脳のMRI検査から示されました。

アルツハイマー病と口腔衛生

また残歯と義歯の関係も知られています。つまり，自分の歯が少ないのに入れ歯を使っていない人は，20本以上残っている人に比べて2倍近く認知症になりやすいという報告です。また注目されるのが，歯周病により歯茎に炎症があると糖尿病発症の引き金になったり，糖尿病の症状を悪化させたりするという報告です。しかも糖尿病は，アルツハイマー病発症の危険因子だということは以前から知られていることです（Ⅲ章Q03，153頁～参照）。

最も重要と思われるのは，歯周病はアルツハイマー病の危険因子ではないか，という最近の報告です。まず歯周病とアルツハイマー病との間には共通する病理所見があります。また，腸内細菌が特定の難病の発症や改善に関わっていることが最新の研究で明らかになってきました。

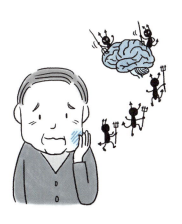

実は口腔内には，おそらく万単位の種類の細菌が常在しています。そこで体内細菌と病気との関係が注目されるようになったのです。残念ながらアルツハイマー病と口腔内の細菌との関係については，これまではあまり知られていませんでした。アルツハイマー病の病理学的な証拠は，脳の中の蛋白質の固まりである老人斑です。実は，老人斑の中に歯周病に関わる細菌が入っているのです。たとえばクラミジア，肺炎病原体，あるいはスピロヘータの一種です。歯周病に関与するこうした菌が，末梢神経系や血管などの循環系を介して大脳に侵入するのではないかと考えられています。

　さらにヒトではまだ証明されてはいませんが，腸内細菌が持つカーリという蛋白質が固まって，パーキンソン病やアルツハイマー病の原因物質である蛋白質の固まりを増やすという動物での研究結果も報告されています。こうしたところから口腔衛生と認知症の関係が注目を集め始めています。

Q18 指先をよく使うのは認知症によいと聞きますが，本当でしょうか？

田平　武

A 指先を動かすことは脳の神経細胞に刺激を与え，前頭前野を広く活性化することがわかっています。そのため指先や手先を使うレクリエーションが認知症予防プログラムに取り入れられています。右手と左手の動きをわざとずらして行ったり，音楽に合わせて行うのもよいでしょう。

　これは本当のようです。指は第2の脳と言われ，「指は外に現れた脳」とゲーテは表現しました。まずその理由がどこにあるか，説明しましょう。

　ヒトの脳の機能局在を調べたペンフィールド博士の有名な研究があります。彼はヒトの体を動かす神経が脳のどこにどれだけあるかを調べ，それを脳表面の地図（ホムンクルス）として表しました。

　運動を司る神経細胞は前頭葉の運動野にあり，口，舌，顔，指，手を動かす領域が運動野全体の4分の3を占め，残りの体の大部分である腕，胴体，下肢を動かす領域はわずか4分の1にすぎませんでした（図1）。

　つまり，手，特に指を動かすためにたくさんの神経細胞が使われているのです。当然のこととしてこの運動領域の神経細胞は，より多くの神経細胞とネットワークを形成していることになります。このことから指を動かすことが，いかに重要かおわかりになると思います。実際，指を動かすと運動野の前にある前頭前野が広く活性化されることがわかっています。

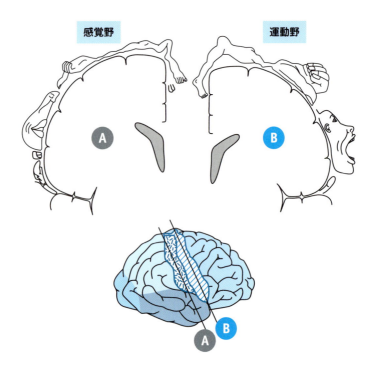

図1　ホムンクルス

この図はヒト脳の運動野（▨▨▨▨）と感覚野（▨▨▨▨）における体の各部位に対応する脳の部位を示す有名な図です。上の図は下の脳をそれぞれ線Ⓐ，線Ⓑで切った時の断面図になります。

この図からわかるように，口，顔，手を支配する神経は運動野も感覚野も4分の3近くを占めています。これに対し体の大部分を占める腕，胴体，下肢を支配する神経は4分の1以下にすぎません。すなわち口，顔，手を動かし，これらの部位の感覚を司る神経細胞が非常に多く，そのぶんネットワークも多いことになります。手，特に指を動かすことがいかに脳全体を活性化するかよく理解できると思います。手と口の両方を動かすほうが，脳の活性化にさらによいこともわかります。

子どもの頃にピアノやバイオリンを習わせて指をよく使うと頭のよい子が育つと言われていますが，まさにその通りだと思います。大人になってからもピアノ，バイオリン，ギターなどを弾く，あるいは編み物，折り紙，麻雀などをして指をよく動かすことが前頭前野を活性化し認知症予防によいと考えられ，認知症予防プログラムに組み込まれています。

　では，どのような指の運動をすればよいかについて説明しましょう。もちろんピアノやエレクトーン，あるいはギターやウクレレなどに挑戦するのはとてもよいことです。また，編み物や刺しゅう，あやとりや折り紙などもよいでしょう。これといったことをしなくても，指をよく動かすだけで十分です。ただ同じことをやっていてはマンネリになり，脳の活性化効果は落ちてきますので，いろいろバリエーションを加えて行うとよいでしょう。

　たとえばグー，チョキ，パーを両手で行う場合，最初は両手同時にグー，チョキ，パーを行います。次に右手はグー，チョキ，パーを左手はチョキ，グー，パーを行うようにします。さらに次は右手でグー，チョキ，パーを左手はパー，グー，チョキという風にずらします。同じことを左右逆に行います（図2）。

　他にもいろいろなやり方があります。たとえば最初は両手同時に1，2，3，4と10まで親指から指折り数えます。次に右手はそのまま1，2，3，4……と指折り数え，左手は2，3，4，5……と1つずらして数えます。これは3から数えたり，4から数えたり，また左右を変えて行うとたくさんのバリエーションが生まれ，とても効果的です。この指折り運動はただやっても面白くないので，何かの音楽に合わせて行うと楽しく行うことができます。また，口，舌，顔を動かす領域も非常に広いので，「パ・タ・カ・ラ」（嚥下に重要な唇と舌を動かすのに適した4文字）を言いながらやるとさらに効果的です。是非やってみて下さい。

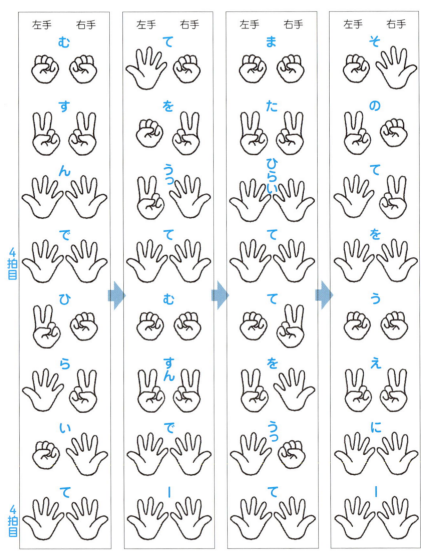

図2 グーチョキパー運動

「むすんでひらいて」の歌に合わせ,まず右手左手ともグーチョキパー,次に右手はグーチョキパー,左手はチョキパーグー,3回目は右手はグーチョキパー,左手はパーグーチョキ,4回目は両手ともグーチョキパー,以降左右の手を逆にして同様にし,これを繰り返します(各回とも4拍目は両手を胸にあてて休止します)。

III章 ⊙ 予防編

Q19 趣味のある人は認知症になりにくいと言いますが，私は無趣味です。どうしたらよいでしょうか？

田平　武

取り立てて趣味がないという方もおられるでしょう。心配する必要はありません。気の合う友人とおしゃべりしたり，バランスのよい食事と適度な運動，よい睡眠を心がけること，それだけで十分に認知症予防になります。

　趣味活動をよくする人は，あまりしない人より認知症が少ないというデータがあります。趣味には楽器の演奏，歌，囲碁，将棋，麻雀，トランプ，読書など体をあまり動かさない趣味と，ダンス，テニス，ゴルフ，山登り，ハイキング，園芸など体をよく動かす趣味があります。そのどちらも認知症を予防する効果があると言われています。

　運動は体力・筋力の維持に有効なだけでなく認知機能にもよいとされています。ダンスがマルチタスクであることは前述しました（**III章Q07，164頁〜参照**）。囲碁・将棋は，日頃使わない脳の機能を使うことで脳のネットワークが増加し強化されると思われます。長時間同じ姿勢でいるため，そのあと運動もするともっとよいでしょう。また音楽活動では情動に関連した脳の活性化が起こりますし，テニスをした後の爽快感はストレス解消に役立つでしょう。

　趣味活動を通した人との交流は社会脳を維持する面からも望ましいと言えます（**III章Q11，175頁〜参照**）。認知機能の衰えを防ぐために，時に新しいことに挑戦してみて下さい。

　さて，趣味がない場合ですが，食わず嫌いということもありますから，何かこれなら好きになれそうだというものを見つけて，思い切っ

てやってみてはどうでしょう？　特別なことをする必要はありません。たとえば掃除が趣味というのもよいかもしれません。認知症予防にもなり，家がきれいになって一挙両得です。あるいはカメラを持って知らない街を歩いてみませんか？　面白いものがあったらシャッターを切ってみてはどうでしょう。けっこうはまりますよ。

　なお，趣味がなくても別に困ることはありません。仲のよい友達とおしゃべりするだけで十分です。体を適度に動かして，美味しいものをバランスよく腹八分目食べて，よい睡眠をとっていれば十分認知症予防は達成されると思います。

Q20 Ⅲ章 ⊙ 予防編

認知症になると料理をするのが嫌になり，掃除や片付けもしなくなると聞きます。逆に料理や片付けを続けることは認知症予防になるのでしょうか？

朝田　隆

A 認知症になると頭の中に整理されていたはずの料理のメニューや手順が薄れていくため，料理をつくることがおっくうになります。逆に言えば，段取りやタイミングを考えながら料理をつくり，さらに用の済んだ調理器具を片づけていくという一連の作業はこの上ない認知トレーニングになります。

　認知症になると多くの場合料理をすることが嫌になり，片付けもしなくなります。認知症が始まると，掃除や洗濯はまだしも，まず苦手になるのが料理です。その理由は，今日のメニューを考え，それをつくる手順を思い出すことが難しくなるからです。

　普通には，これまで覚えてきたたくさんのメニューやその作り方が頭の中に整理されているはずです。ところが認知症の始まりとともに，整理されたメニューリストが薄れて行き，それを思い出すことが難しくなるのです。ですから多くの男性配偶者からは，「最近メニューが減ってきて，つくるものもだんだん簡単になってきた，特に冬場などは単純な鍋料理ばかりだ，出来合いのおかずを買うことが多くなった」といった発言も聞かれます。

　また料理をつくるプロセスは，個々の過程を思い出しながら，順序よくかつタイムリーにこなしていく作業です。認知症になれば，このような作業工程をきちんとこなすことが難しくなります。さらに2つの料理を同時並行でつくるとなると，手順を考えながら様々な調理法

を並行して行わなければならないので難しさが増します。

　けれども認知症が相当に進むまでは手先の器用さや手で覚えた料理技術は残っています。つまり，切る，混ぜる，あるいは炒めるなどは可能です。一方，使った調理器具を洗ったり，元の棚に戻したりするなどはよい訓練になります。さらに，作りながら用が済んだ調理器具を片付けていくことを意識してやると，段取りや順序立ての素晴らしい訓練になるでしょう。こうした要素を考えると，料理はその始まりから最後まで認知トレーニングになるはずです。

　ここで，仮に奥さんが認知症になったと想定します。もしメニューを思い出せなくなったとしたら，ご主人が手助けをする必要があります。しかし料理などまったくしたことがない場合もあります。そうであればインターネットでレシピをご覧になるとよいでしょう。レシピの多くは写真付きで，料理の手順を何段階かに分けてわかりやすく説明しています。

　それを利用して，ご主人が料理の手順やタイミングを指示し，奥さんはその通りにつくるのです。もしインターネットが使えない場合に

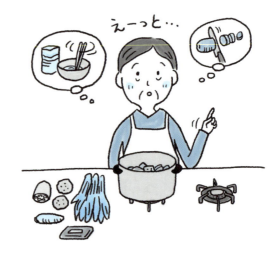

は図書館に行き，料理の本を借りてくるのも一法です。あるいはテレビの料理番組や新聞のレシピ欄を参考にされるのもよいでしょう。

　毎日続けるのは大変でしょうから，週に一度くらいが現実的かもしれません。少し多めにつくって残った分を冷凍しておくこともできます。特に妻が認知症の場合には，夫のアドバイスに反発されたり「わたし流」を主張されたりすることもあります。できるだけフレキシブルに，「変法これも良し」と思ってやりましょう。

　いずれにしても，それまで料理に縁がなかった配偶者にとってもよい気分転換と認知トレーニングになるかもしれません。一度はチャレンジしてみて下さい。

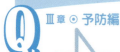

Q21 Ⅲ章 ● 予防編

老化は認知症の最大の危険因子だと言いますが，老化を遅らせる方法はあるのでしょうか？

田平 武

確実な方法というのはありませんが，健康で長寿の方の生活習慣にならって，腹八分目の食事，ウォーキングなどの適度な運動，バランスのよい食事を日頃から心がけることが老化を遅らせることにつながると言えるでしょう。

　老年期の認知症は5歳歳をとるごとにその頻度は2倍に増加しますので，老化が最大の危険因子となっていることは一目瞭然と言えましょう（図1）。したがって，老化を遅らせることで，認知症の発症を遅らせることができると考えられています。老化を遅らせることをア

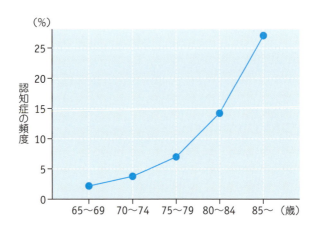

図1　老化は認知症の最大の危険因子
図は認知症の年齢階級別出現頻度を示します（1973〜1983年東京都の統計による）。図からわかるように認知症の出現頻度は5歳ごとに2倍に増えており，老化が最大の危険因子となっています。このことから認知症予防には，老化を抑えることが最も効果的であると言えるでしょう。

ンチエイジングと言い，その方法が盛んに研究されています。

　ここでまず知って頂きたいことは，「加齢」と「老化」は違うということです。加齢は誕生日が来るたびに1歳ずつ増えていくことで，時の経過です。これに対して老化は加齢の結果起こる体の変化です。加齢は万人に平等にやってきますが，老化には個人差があります。70歳で寝込んでいる人があれば，100歳でも元気に働いている人もあります。ですから元気で長生きした人の生活習慣をまねることが，老化を遅らせることにつながると言えます。

　世界で一番長生きをした人は1875年生まれのJeanne Louise Calmentというフランス人女性で，122歳と164日生きました。今のところこの女性を超えて長生きをした人はなく，ヒトの寿命の限界は125歳くらいであろうと言われています。彼女は85歳でフェンシングを始め，100歳まで自転車に乗り，亡くなるまで赤ワインを嗜んでいたということです。このことから，まず体が元気で足腰がしっかりして運動をよくすること，歳をとってからも新しいことに挑戦すること，そして適度なバランスのよい食事を楽しむことが長生きにつながると言えるでしょう。

　もう少し科学的に言いますと，まずカロリーを摂り過ぎないことです。カロリー過多は肥満，糖尿病などの生活習慣病につながり，長生きできないばかりか認知症も早く起こりやすくなります。糖質であれ脂質であれ，また蛋白質であっても，これらのカロリー源はATPというエネルギー源に変換されます。このATPをつくる過程でどうしても活性酸素が生じるのです。活性酸素は老化を引き起こす最大の要因となっています。かといって食べる量があまり少ないと長生きできません。

　動物ではカロリー制限したほうが，好きなだけ食べる動物より長生きであることがはっきり示されています。米国で行われた有名なサル

の研究があります。若いサルを2群に分け，一方は好きなだけ食べさせ，他方はカロリーを70％に制限して長期間同じ環境で飼育しました。その結果，好きなだけ食べたサルよりカロリー制限したサルのほうが明らかに長生きしたのです。ヒトでもカロリー制限したほうが長生きかどうかについては，まだ十分な科学的な根拠が得られていません。現時点で言えることは，昔から腹八分目と言われているように，満腹するまで食べないようにすればよいのではないかと思います。

次に老化を遅らせる方法としては運動が挙げられます。運動しないと骨や筋肉が衰え，骨粗鬆症になります。骨粗鬆症になるとちょっと尻もちをついただけで，大腿骨や脊椎の骨折を起こし寝たきりになります。体が元気でないと長生きできません。長生きのためには運動習慣は必須です。認知症予防で行われているウォーキングなどの運動は，老化そのものを抑える効果もあるのです。

最後に食べ物の種類ですが，いろいろなものをまんべんなくバランスよく食べることです。老化を抑えるという観点からは抗酸化作用のある食べ物が推奨されます。これらは多価不飽和脂肪酸を多く含む食品，ビタミンE，ビタミンCを多く含む食品，ポリフェノールを多く含む食品などです。多価不飽和脂肪酸は魚油に多く含まれるので，魚をよく食べるとよいでしょう。ビタミンEはナッツ類や魚卵などに多く含まれ，ビタミンCは新鮮な果物や野菜に多く含まれています。ポリフェノールは緑黄色野菜やコーヒー，イチゴなどの植物の実，ニンニク，ウコン，ハーブなどに多く含まれています。認知症予防によいと言われている食べ物が，実は老化を抑えて認知症を抑えているということなのです。

索引

欧文

A
ADAS-Jcog 25

B
BPSD 69, 82, 140

C
CDR 21
CT 28

D
DHA 183, 190

E
EPA 183

G
GPS機能 102, 103

H
HDS-R 25

M
MCI 19, 66, 144
　　──スクリーニング 22, 146
　　──への抗認知症薬投与 67
MMSE 25
MRI 28

P
PET 32

S
S-アリルシステイン 190
SPECT 32

V
VSRAD 28

和文

あ
アスタキサンチン 190
アスペルガー症候群 11
アセチルコリン 70
　　──エステラーゼ阻害薬 119
アパシー 68, 166
アポリポ蛋白E 35
アミロイドベータ 22
　　──の画像化 146
アミロイドPET 22
アルコール多飲 30
アルツハイマー病（アルツハイマー型認知症）2, 13
　　遺伝性── 37
　　若年性── 86
　　──治療薬の使い分け 68
　　──のMRI 29
　　──の血液検査 146
　　──の修道院での研究 150
　　──の促進・抑制因子 36
　　──の特徴 16
　　──の無症候期 19, 145
　　──の予防 145
アロマテラピー 140
アンチエイジング 207
赤ワイン 190
焦り 76
温かいケア 187

い
イチョウ葉エキス 189
意識減損発作 62
意味性認知症 50
　　──のMRI 51
意欲の低下 48
遺伝因子 35
一過性全健忘 58
　　──とてんかんの鑑別 60

う
うつ病 11, 13, 42
ウェルニッケ脳症 44
ウコン 189
運転免許 110, 111
運動 147, 154, 161, 206

え
栄養 148
　　──管理 133

お
おむつ 96
大声 78
音楽療法 137

か
カルバマゼピン 61
カロリー制限 207
ガランタミン 69
加齢 207
介護認定 86
　　──審査会 129
介護保険 124
介護用具 125
介護力 84
介護老人保健施設 90
海馬 8, 28, 30
　　──神経細胞死 180
片付け 203
環境因子 35
眼球運動の障害 56

き
記憶障害 8
聞こえないふり 78
帰宅願望 93
機能画像の有用性 34
気分をそらす 79
嗅覚 140
　　──と認知機能の相関 141
魚油 148, 183
近時記憶 30
筋トレ 162

く
クルクミン 148, 183, 189
クロナゼパム 107
グループホーム 89

け
ケアハウス 91
桂枝加竜骨牡蛎湯 109
軽度認知障害（MCI）19, 66, 144
血管性認知症 2, 47, 69
玄関センサー 102
幻視 41, 119

こ
ココナッツ油 154

コルサコフ症候群 44
コンバート 21
高学歴 160
攻撃性 71
抗酸化作用 208
抗精神病薬 100, 106, 116
抗認知症薬 66
後頭葉 34
後部帯状回 32
行動・心理症状（BPSD）69, 82, 140
口部自動症 62
興奮 71
言葉の意味（の喪失）50

さ
サービス 124
　——付き高齢者向け住宅 92
サプリメント 188, 192
作話 17

し
しまい忘れ 105
シャドーイング 136
シャント手術 39
ショートステイ 92, 125
歯周病 194
施設入居 125
　——のタイミング 81
自動車運転 67, 110
自動調節能 59
自発性の低下 48
自立支援医療 88
失禁 39
失行 53
嫉妬妄想 99
社会参加 133, 148
社会生活 19
社会的交流 176
社会脳 175
主治医意見書 129
趣味活動 201
周徊 115, 122

収集癖 122
銃刀法 113
小血管病 49
焦燥 137
常同行動 115
心筋シンチグラム 43
神経細胞
　——の新しいネットワーク 151
　——の再生・新生 178
深呼吸 182
進行性核上性麻痺 56

す
スキンケア 74
ステロイド 73
ストレス 30, 148, 180, 182
　——ホルモン 178
睡眠 149, 178
　——覚醒リズム 179
髄鞘融解症 45

せ
生活機能 69, 82
生活習慣病 158
生体リズム 140
生理的物忘れ 9
正常圧水頭症 38
　——のMRI 40
精神障害者福祉手帳 86
性ホルモン 180
（認知症患者への）接し方 75
接触皮膚炎 72
戦略的な（梗塞）部位 49
前頭前野 161, 165, 197
前頭側頭型認知症 116, 122
　——に特徴的な行動異常 116
前頭側頭葉変性症 2, 52, 115

そ
ソーシャルワーカー 87
咀嚼 194
側頭極 50

た
タウ蛋白 22
　——の画像化 146

タップテスト 39
他人の手徴候 54
体重減少 14
代償作用 151
大脳皮質基底核変性症 53
短期記憶 9
淡蒼球 166

ち
地域包括支援センター 6, 87, 132
注意障害 11
中核症状 140
朝鮮人参 189
腸内細菌 195

て
てんかん 61
テストステロン 180
デイケア 125, 134
　——嫌いへの薬物療法 136
デイサービス 125, 133, 134
デュアルタスク 161, 164
低Na血症 45

と
トイレ誘導 96
トウゲシバ 190
トレールメーキングテスト 11
ドコサヘキサエン酸 170
ドネペジル 43, 68
取り繕い 17
頭頂・側頭葉連合野 32
頭頂葉 32, 165
頭部外傷 156
糖尿病 153
道路交通法 110
特別養護老人ホーム 90

な
慣れない環境 93

に
ニンニク 190
日本精神科病院協会 6
日本認知症学会 4
日本老年精神医学会 4

日常生活 19
　――自立度 129
日内変動 43
入浴サービス 133
認知機能障害 82
　一過性の―― 58
認知症
　アルコール性―― 44
　仮性―― 13
　混合型―― 3
　治療可能な―― 66
　――疾患医療センター 6
　――専門医 4
　――とうつ病の違い 14
　――の危険因子 156
　――の経過 82
　――の疾患別割合 3
　――の症状 83
　――の早期発見 144
　――の病期分類 82
　――の物忘れ 9
　――の行方不明者 102
　――の予防 144, 158, 161, 169, 172
　――の抑制因子 160
　――発症後の運動，栄養介入 187
　――予防としての口腔衛生 194
認知トレーニング 150

の
脳機能の局在 48
脳血流異常 59
脳梗塞 47
脳シンチグラフィー 32
脳脊髄液 22, 38, 146
脳トレ 172
脳の活性化 137
脳の予備能 150
脳波 63

は
パーキンソン徴候 53, 56
パーキンソン病 41
パッチ薬 72
徘徊高齢者SOSネットワーク 102
徘徊センサー 93
排尿・排便 96
発達障害 11
腹八分目 206

ひ
ヒューペルジンA 190
ビタミンB_1欠乏 45
ビタミンC 148
ビタミンE 148
皮質性感覚障害 54
否定 75
病識 75
昼寝 178

ふ
フェルラ酸 148, 189
プラズマローゲン 190
不安 16, 137
振り向き反応 16
複雑部分発作 62
服薬管理 133

へ
ヘパリン類似物質 73
扁桃核 167
便秘症 42

ほ
ホームヘルパー 125
ホムンクルス 197
歩行障害 39
報酬系 167
暴言・暴力 99

ま
まだら呆け 47
マルチタスク 147, 164
万引き 115

み
見捨てられ妄想 135
見守り 94, 102
　――サービス 102

む
無酸素運動 161

め
メマンチン 71, 95, 106, 116

も
もの忘れ外来 4
物盗られ妄想 105
物忘れ 8

や
やる気 166
ヤマブシタケ 190
薬剤過敏 43

ゆ
ユニットケア 90
夕暮れ症候群 93
有酸素運動 147, 161
有料老人ホーム 91

よ
要介護認定 124
　――の区分変更 132
抑肝散 70, 95, 100, 106, 116, 121

り
リバート 21
リバスチグミン 69
　――のアレルギー反応 72
料理 203
緑黄色野菜 148, 208
緑茶 189

れ
レシチン 190
レスベラトロール 190
レビー小体型認知症 2, 13, 34, 41, 107, 119
　――の薬に対する過敏反応 42
レベチラセタム 63
レム睡眠行動障害 42, 107
　――と漢方薬 109

ろ
ロスマリン酸 191
老化 30, 206

211

著者

田平　武 (たびら たけし)
順天堂大学大学院医学研究科 客員教授

略歴

1970年	九州大学医学部卒業，神経内科学専攻
1974-77年	米国NIH，NINCDS留学
1977年	九州大学医学部附属病院神経内科助手
1982年	九州大学医学部附属病院神経内科講師
1983年	国立武蔵療養所神経センター（現：国立精神・神経医療研究センター神経研究所）部長
2001年	国立療養所中部病院長寿医療研究センター長
2004年	国立長寿医療センター（現：国立長寿医療研究センター）研究所長
2009年	順天堂大学大学院医学研究科認知症診断・予防・治療学講座客員教授

朝田　隆 (あさだ たかし)
メモリークリニックお茶の水 院長

略歴

1982年	東京医科歯科大学医学部卒業，石川県芦城病院，東京医科歯科大学神経科，甲府市立病院神経内科勤務
1984年	山梨医科大学精神神経科助手
1988年	英国オックスフォード大学老年科留学
1989年	山梨医科大学講師
1995年	国立精神・神経センター武蔵病院医長，老年精神科医長
2000年	同院リハビリテーション部長
2001年	筑波大学臨床医学系精神医学教授，筑波大学附属病院精神神経科グループ長，筑波大学大学院人間総合科学研究科疾患制御医学専攻精神病態医学分野教授
2014年	東京医科歯科大学脳統合機能研究センター特任教授（現任）
2015年4月	筑波大学名誉教授，医療法人社団創知会理事長，メモリークリニックお茶の水院長

患者さん・家族からの質問に自信を持って答える
認知症の診断・治療・対応・予防Q&A

定価(本体3,600円+税)
2019年6月27日 第1版

著 者	田平 武,朝田 隆
発行者	梅澤俊彦
発行所	日本医事新報社 www.jmedj.co.jp
	〒101-8718 東京都千代田区神田駿河台2-9
	電話(販売)03-3292-1555 (編集)03-3292-1557
	振替口座 00100-3-25171
印 刷	ラン印刷社

© Takeshi Tabira 2019 Printed in Japan
ISBN978-4-7849-4834-5 C3047 ¥3600E

本書の複製権・翻訳権・上映権・譲渡権・公衆送信権(送信可能化権を含む)は(株)日本医事新報社が保有します。

JCOPY 〈(社)出版者著作権管理機構 委託出版物〉
本書の無断複写は著作権法上での例外を除き禁じられています。複写される場合は,そのつど事前に,(社)出版者著作権管理機構(電話 03-3513-6969,FAX 03-3513-6979,e-mail:info@jcopy.or.jp)の許諾を得てください。

電子版のご利用方法

巻末の袋とじに記載された**シリアルナンバー**で，本書の電子版を利用することができます。

手順①：日本医事新報社 Web サイトにて**会員登録（無料）**をお願い致します。
（既に会員登録をしている方は手順②へ）

> 日本医事新報社 Web サイトの「Web 医事新報かんたん登録ガイド」でより詳細な手順をご覧頂けます。
> www.jmedj.co.jp/files/news/20180702_guide.pdf

手順②：登録後「**マイページ**」**に移動**してください。
www.jmedj.co.jp/mypage/

「マイページ」

マイページ中段の「電子コンテンツ」より
電子版を利用したい書籍を選び，
右にある「SN登録・確認」ボタン（赤いボタン）をクリック

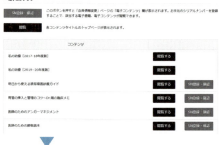

表示された「電子コンテンツ」欄の該当する書名の
右枠にシリアルナンバーを入力

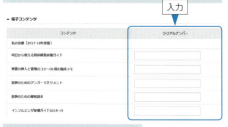

下部の「確認画面へ」をクリック

「変更する」をクリック

会員登録（無料）の手順

1 日本医事新報社 Web サイト（www.jmedj.co.jp）右上の「**会員登録**」**をクリック**してください。

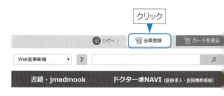

2 サイト利用規約をご確認の上（1）「**同意する**」**にチェック**を入れ，（2）「**会員登録する**」**をクリック**してください。

3 （1）**ご登録用のメールアドレスを入力**し，（2）「**送信**」**をクリック**してください。登録したメールアドレスに確認メールが届きます。

4 確認メールに示された **URL（Web サイトのアドレス）**をクリックしてください。

5 会員本登録の画面が開きますので，**新規の方は一番下の**「**会員登録**」**をクリック**してください。

6 会員情報入力の画面が開きますので，（1）**必要事項を入力**し（2）「（サイト利用規約に）**同意する**」**にチェック**を入れ，（3）「**確認画面へ**」**をクリック**してください。

7 会員情報確認の画面で入力した情報に誤りがないかご確認の上，「**登録する**」**をクリック**してください。